13 Gesetze der Weisheit

Über die Autorin

Kim Barkmann wurde 1957 in Hamburg geboren, wo sie später auch Germanistik, Erziehungswissenschaft und Philosophie studierte. Ihr Studium finanzierte sie selbst als Dozentin im Fachbereich Deutsch als Fremdsprache an der Hamburger Volkshochschule. Beide Staatsexamina absolvierte sie „mit Auszeichnung“. Später folgten Reisen durch Europa und Nordamerika, insbesondere durch Minnesota, wo sie enge Freundschaften zu den Ojibway-Indianern knüpfte.

Inspiriert durch die Erlebnisse auf ihren Reisen absolvierte sie eine mehrjährige Ausbildung zur weisen Frau, Besprecherin und Schamanin. Im August 1996 verließ sie Hamburg, um im Wendland die erste Besprecherschule Deutschlands zu gründen. Seit 2000 lebt sie unter der Bezeichnung De Wise Fru (niederdeutsch für die weise Frau) in ihrem eigenen Seminarhaus in der Altmark, wo sie ihrer Tätigkeit als weise Frau nachgeht.

Ihre Begeisterung für inneres Wachstum und Persönlichkeitsentwicklung führten sie auf die Spur der Ur-Psychologie. Eine Wiederentdeckung uralter psychologischer Methoden, die 2014 in der Gründung des IWP, Institutes für Weisheit und Persönlichkeitswachstum mündete, wo Ur-Psychologie angewendet und auch ausgebildet wird.

13 Gesetze der Weisheit

Leitfaden für Schamanen und Therapeuten

De Wise Fru
Kim Barkmann

Bibliografische Information der Deutschen Nationalbibliothek: Die Deutsche Nationalbibliothek verzeichnet diese Publikation in der Deutschen Nationalbibliografie; detaillierte bibliografische Daten sind im Internet über *dnb.dnb.de* abrufbar.

Textsatz: Jana Petersen
Umschlaggestaltung: Jana Petersen
Lektorat: Sibylle Dollinger

Herstellung und Verlag:
BoD – Books on Demand, Norderstedt
ISBN 978-3-7392-3818-0

DANKSAGUNG

Niemand schafft es allein!

Kein Buch ist das Werk einer einzelnen Person, auch dieses hier nicht. Ohne meine Freunde und Helfer hätte ich es niemals geschafft. Darum bedanke ich mich hier bei Jana Petersen, die das Cover gestaltet hat und mich auch sonst in so vielen Belangen unterstützt. Sie ist für mich die Tochter, die ich niemals hatte.

Von Herzen danke ich auch Frau Dollinger, die das Buch korrigiert hat. Sie hat sich kongenial in meine Gedanken eingefühlt und Berichtigungen vorgenommen, die ich als Verbesserungen empfunden habe. Und sie hat mich an die alte Regel erinnert, dass man keinen Satz mit dem Wort und anfangen soll. (☺) Ich habe diesen Satz eben nur zum Spaß mit und angefangen. Tatsächlich habe ich all die heraus gestrichenen Unds in diesem Buch auch wirklich weg gelassen. Ohne sie liest sich das Buch viel besser. Manchmal übertreibe ich es mit meiner Neigung umgangssprachlich zu schreiben.

Ich danke all den Menschen, die hier in den Beispielen beschrieben werden und all denen, die mich zu diesem Buch inspirierten.

INHALT

Die Axiome 8

Vorwort, das völlig nachträglich geschrieben wurde 10

Kapitel 1 - Kosmische Naturgesetze 15

Kapitel 2 - Axiom 1 23

Kapitel 3 - Axiom 2 33

Kapitel 4 - Axiom 3 45

Kapitel 5 - Axiom 4 57

Kapitel 6 - Axiom 5 67

Kapitel 7 - Axiom 6 81

Kapitel 8 - Axiom 7 89

Kapitel 9 - Axiom 8 100

Kapitel 10 - Axiom 9 & Axiom 10 113

Kapitel 11 - Axiom 11 125

Kapitel 12 - Axiom 12. 133

Kapitel 13 - Axiom 13 145

Wer ist De Wise Fru? 159

DIE AXIOME

AXIOM 1
MAN KANN NUR JEMANDEM HELFEN, DER DAS AUCH WILL.

AXIOM 2
DER FREIE WILLE IST HEILIG.

AXIOM 3
WAS DIE MENSCHEN WIRKLICH WOLLEN, DAS ZEIGT SICH NICHT AN IHREN WORTEN, SONDERN AN IHREN TATEN.

AXIOM 4
TU IMMER WAS DU WILLST UND TRACHTE STETS DANACH DABEI SO WENIG WIE MÖGLICH WEH ZU TUN.

AXIOM 5
JEDER SCHAMANE IST SICH BEWUSST, DASS ER SELBER DER SCHÖPFER UND ARCHITEKT SEINER WELT IST UND TRACHTET DANACH DIE VOLLE VERANTWORTUNG DAFÜR ZU ÜBERNEHMEN.

AXIOM 6
ES GIBT KEINE SCHULD.

AXIOM 7
IM KONFLIKT BLICKT DER SCHAMANE AUF SICH.

Axiom 8
Jeder Schamane besitzt einen direkten Zugang zur Quelle der Kraft und Wahrheit.

Axiom 9
Jede Handlung in dieser Welt, erzeugt ihre eigenen Konsequenzen. Wenn wir eine Handlung begehen, dann gehören die Konsequenzen dieser Handlung auch zu uns.

Axiom 10
Nicht Handeln ist auch eine Handlung und erzeugt ebenfalls Konsequenzen.

Axiom 11
Unsere Verantwortung reicht immer nur so weit, wie unsere Macht reicht. Wir können nicht für etwas verantwortlich sein, das außerhalb unserer Macht liegt.

Axiom 12.
Jede Macht birgt Verantwortung. Jede Verantwortung birgt Macht.

Axiom 13
Alles dreht sich um Entwicklung.

VORWORT, DAS VÖLLIG NACHTRÄGLICH GESCHRIEBEN WURDE

Nun, da ich mir das alles noch einmal durchgelesen habe, wird mir bewusst, dass ich ein wichtiges Element nicht erwähnt habe. Dies erscheint mir so wichtig, dass ich es hier in das Vorwort setzen will. Ich hätte ja auch ein Nachwort daraus machen können, aber – wie gesagt – es ist mir sehr wichtig. Und zwar geht es um die Liebe. Alles, was ich hier im Weiteren schreibe, ist kalt und wertlos ohne die Liebe. (Jetzt fange ich auch schon an wie im Korinther Brief: Und könnte ich mit Menschen und mit Engelszungen reden und hätte der Liebe nicht, so wäre ich ein tönend Erz. (Erster Korinther 13)

Aber es stimmt und ich möchte hier gern verdeutlichen warum.

Ich bin ja eine Schamanin, die auch sehr viel Traumarbeit macht. Ich habe viele unglaublich hilfreiche Träume. Einer davon kam erst vor wenigen Tagen. Am kommenden Wochenende läuft hier im Hause ein Fachseminar zum Thema Ur-Psychologie und Persönlichkeitsentwicklung. Ich glaube mein Traumgeber, Freitag, hat mir diesen Traum für das Seminar gegeben. In dem Seminar will ich dieses Buch zum ersten Mal, noch als Manuskript, verkaufen. Es gehört zur Thematik. Erst durch den Traum und die daraus gewonnene Einsicht, wird es wertvoll. Damals, im Korintherbrief, schrieb man noch von einem tönend Erz, das ist eine Glocke, heute könnte man ja sagen, ein seelenloser Roboter. Ohne die Liebe, bist du nur ein seelenloser Roboter, selbst wenn du jedes Wort in diesem Buch auswendig gelernt hättest und alles darüber wüsstest.

In meinem Traum war ich der fünfjährige Sohn von Kim. Kim war eine junge Mutter, die versuchte Kind und Karriere unter einen Hut zu bringen. Kim hatte gerade einen ganz super tollen Job an Land gezogen. Sie arbeitete für eine sehr große und reiche Firma. Der Chef, ein sehr netter Mann, kam jeden Morgen mit einem kleinen Mitarbeiterstab, holte uns zuhause ab und wir fuhren alle in ein Hotel. Dort im Hotel arbeiteten die Erwachsenen den ganzen Tag über. Kims Entwürfe und ihre Ideen wurden überaus geschätzt. Das Klima war sehr positiv. Einige Tage lang stellte ich (ich war ja ein Kind) meine Bedürfnisse zurück und hielt mich friedlich im Hintergrund, aber nach einiger Zeit wollte ich das nicht mehr. Es war gerade Morgen, ich war eben erst aufgestanden, hatte noch kein Frühstück bekommen und da war das Auto mit dem Mitarbeiterstab schon da und alle wollten losfahren. Das gefiel mir nicht. Ich beklagte mich und fing an zu weinen. In meinem Traum war ich wirklich sehr, sehr traurig. Ich fühlte tiefe, schmerzhafte Trauer. Kim sagte daraufhin zu ihrem Chef, dass das so nicht ginge. Sie müsse sich um mich kümmern. Sie wollte mich nicht so vernachlässigen. Sie schlug vor, die anderen könnten ja schon vorfahren. Sie würde jetzt mit mir frühstücken und wir kämen dann nach. Der Chef schickte seine Leute los, blieb aber selbst noch. Er wollte mit uns frühstücken und uns dann mit seinem Auto fahren. Während des Frühstücks rebellierte ich und (ich mag es gar nicht schreiben – schmierte meine Matratze mit Kacke ein. Kim war daraufhin völlig geschockt. Sie sagte zu ihrem Chef, sie könne das einfach nicht mehr machen. Sie würde den Job wieder aufgeben, um sich um mich zu kümmern. In dem Augenblick hatte ich als Kind eine Einsicht und erlebte einen Entwicklungssprung. Ich erkannte plötzlich, dass ich das auch nicht machen kann, dass ich mich nicht ein Leben lang von der Kraft, Aufmerksamkeit und Energie meiner Mutter ernähren kann, sondern dass ich lernen muss, mir meine eigene Energie zu erschaffen. Auf einmal wusste ich auch ganz genau wie:

Durch aufräumen und saubermachen. Plötzlich hatte ich richtig viel Lust darauf, die ganze Wohnung zu putzen, aufzuräumen und alles wieder sauber zu machen. Ich war richtig heiß darauf, weil ich spürte, dass ich mir so Energie erschaffen kann. Ich sagte zu meiner Mutter und dem Chef, dass sie ruhig losfahren können und mich auch ruhig alleine lassen, ich würde jetzt erst mal alles in Ordnung bringen. Das letzte Gefühl, mit dem ich auch aufwachte, war diese Vorfreude auf das Aufräumen.

Dieser Traum enthält eine Menge interessanter Ideen, an denen ich arbeiten kann, aber eine erscheint mir vorrangig.

Das Kind hat im Traum einen echten Entwicklungsschritt erlebt. Eben noch quengeliges, forderndes Geschöpf, dass sich wie ein Baby aufführt und im nächsten Augenblick die Einsicht, dass es lernen muss und auch will, seine Kraft allein zu erzeugen. Freiheit, Kraft, Unabhängigkeit. Das war der Entwicklungsschritt. Und wie war der möglich? Durch die Liebe der Mutter. Indem die Mutter im Traum bereit war, auf ihre Karriere zu verzichten aus Liebe zu ihrem Kind, indem sie sich so deutlich und nachdrücklich auf die Seite des Kindes gestellt hat und damit zugleich ja auch einen Beweis ihrer Liebe geschaffen hat, kam jenes Element ins Spiel, welches Enttäuschung zu einem tollen Entwicklungsschritt machen kann: Liebe!

Liebe ist der Katalysator. Ohne die Liebe wird sehr viel von unserer Persönlichkeitsentwicklung nicht stattfinden, im Sande verlaufen oder untergehen. Ohne Liebe erscheinen die Schritte, die wir dennoch geschafft haben, uns eher als Qual und Entwicklung selbst erscheint uns als Zumutung, Last oder Pflicht.

In dem Traum hat der Schritt dem Kind gar nicht wehgetan. Ganz im Gegenteil, auf einmal war das Kind völlig versessen darauf, seinen Schritt zu tun. Ohne die Liebe hätte der Schmerz nicht aufgehört, wäre die Trauer nicht zu Ende gegangen, wäre aus der Enttäuschung des Kindes nichts Tolles und Spannendes erwachsen.

Enttäuschung birgt das Potenzial zu echten inneren Entwicklungsschritten, aber wir brauchen dafür jenen Katalysator, die Liebe. Ich glaube, fast jeder hat so etwas schon erlebt, eine Enttäuschung. Und ich befürchte nur bei wenigen wurde diese Enttäuschung durch Liebe zu einem Entwicklungsschritt umgebaut und der Schmerz zu etwas Schönem transformiert. Wir haben fast alle an der Stelle ein großes Manko.

Aber nur ganz nebenbei bemerkt, das lässt sich noch nachholen. Solange du lebst, kannst du in jede deiner Erinnerungen einsteigen und das darin enthaltene Potenzial befreien.

Bitte verstehe mich nicht falsch. Der Traum zeigt alles symbolisch. Ich will hier keineswegs sagen, dass Mütter ihre Jobs für die Kinder aufgeben sollen. Bitte, bloß mich nicht so verstehen. Das war ein Symbol! Als die Mutter im Traum sagte, sie würde ihre Arbeit wieder aufgeben, war das in meinem Traum ein Symbol für die Liebe, die zu einem Menschen steht, auch in schwierigen Zeiten.

Alle unsere inneren Entwicklungsprozesse brauchen diese Liebe, benötigen diesen Katalysator und es ist die Aufgabe eines guten Schamanen oder Coachs, diese Liebe zu geben.

Für mich war das immer so selbstverständlich, dass ich ohne diesen Traum gar nicht darauf gekommen wäre, es hier zu erwähnen. Ich liebe alle meine Klienten. Das ist ein Mechanismus, der einfach immer greift. Kürzlich hatte ich eine Mediation mit mehreren Teilnehmern. Erwachsene Geschwister, die mit meiner Hilfe miteinander reden wollten. Ich saß am Kopfende des Tisches und während der Sitzung schoss es mir immer und immer wieder durch den Kopf: Mein Gott, was sind das für wundervolle, prachtvolle

Menschen. Was sind das für großartige, gute Männer, was für eine unglaubliche und loyale Schwester. Mein Herz öffnete sich so weit für diese vier Personen und ich fühlte während der ganzen mehrstündigen Sitzung so viel Liebe und Begeisterung für diese Menschen. So empfinde ich fast immer. Menschen kommen zu mir und ich bin entzückt, begeistert, berührt. Ich sehe all ihre Bemühungen, all ihre vielen Qualitäten und ich sehe auch all ihr Leid und es löst große Liebe in mir aus.

Ehrlich gesagt glaube ich, dass es eigentlich die Liebe Gottes ist, die ich da fühle. Gott liebt diese Menschen hingebungsvoll, begeistert, konsequent und voller Freude und seine Liebe fließt durch mich hindurch zu ihnen. Sie ist der Katalysator durch den meine Arbeit so gut funktioniert.

Da müssen wir alle hinkommen. Das ist etwas, was man erlernen kann, wenn man dazu bereit ist. Dazu muss man halt seine Vorurteile über Bord werfen, aus seiner inneren Kleinheit herauswachsen, so dass man die Größe hat, all die kleinen Schwächen der Menschen zu lieben, statt sie zu verurteilen. Das erlernt sich nicht von heut auf morgen. Das ist ein langer Prozess. Deshalb ist unsere Ausbildung zum Coach für Persönlichkeits-wachstum oder zum Schamanen auch mehrjährig. Entwicklungsprozesse brauchen eben ihre Zeit. Man kann ja auch nicht an einer Blume ziehen, damit sie schneller wächst und die, welche hier lernen, brauchen die Liebe ja auch für ihre Entwicklungsprozesse. Aber es geht bei allem Wissen, bei aller Übung darum, ein Liebender, eine Liebende zu werden und nicht ein tönend Erz oder ein seelenloser Roboter zu sein. Und wenn die Liebe da ist, dann – ja dann sind die Entwicklungsprozesse nicht mehr schmerzhaft, nicht mehr Pflicht oder Qual, sondern wie eine spannende Entdeckungsreise in die eigenen inneren Schatztruhen.

Kapitel 1 - Kosmische Naturgesetze

Heutzutage gibt es viele, die sich Coach nennen. Einige davon sind großartig in ihrem Tun und Sein, andere nur Blender, Möchtegerns oder Scharlatane. Wenn ich hier von Schamanismus spreche oder auch von „unserem“ Schamanismus, dann beziehe ich mich auf das, was hier in der Akademie für Schamanen und weise Frauen gelehrt wird. Ich kann nicht für andere sprechen, die sich vielleicht ganz andere oder womöglich gar keine ethischen Konzepte zu Eigen gemacht haben.

Die Akademie für Schamanen und weise Frauen wurde 2010 hier in Altensalzwedel von mir, Kim Barkmann, gegründet. Ich war jedoch von Anfang an nicht allein damit. Die Idee zu dieser Schamanenakademie entstand während eines Treffens vom Stamm der Weisen. Ich erinnere mich gut daran. Es war warm und wir saßen draußen im Pavillon. Wir sprachen über die Schamanen-schule, die es ja schon seit 2000 in Altensalzwedel gibt und fragten uns, wie man deren Effektivität verbessern könne. Und irgendwann innerhalb dieses Gespräches sagte jemand, ich weiß nicht mehr wer, dass wir doch auch mehrere Seminare zeitgleich stattfinden lassen könnten und dem Projekt einen Akademiestatus verleihen. Das war der Anfang.

Jana Petersen und Manfred Sorkalla waren von Anfang an mit dabei. Ebenso auch Maike Barkmann, meine Nichte. Es kamen später noch mehrere Leute zum Team dazu, aber dies hier sind die Gründungsmitglieder. Sie und auch alle, die wir später noch aufgenommen haben, praktizieren ihre schamanische Arbeit nach De Wise Fru. Wir alle fühlen uns den Axiomen verpflichtet und so bilden wir auch die neuen Schamanen aus. Wenn ich also hier in der Folge von Schamanen spreche, dann meine ich uns, die Akademie für Schamanen und weise Frauen in Altensalzwedel. Wir betrachten uns als die Nachfahren der germanischen weisen Frauen, die bereits vor 2000 Jahren hier gelebt und gewirkt haben. Starke, verwegene, mutige Frauen, die bereit waren, alles in eine Waagschale zu werfen, um ihren Leuten zu helfen.

Es ist leider nicht viel überliefert aus jener alten Zeit, aber ein klein wenig findet sich in der Germania von Tacitus (Germania – Bericht über Germanien von Tacitus) und auch in anderen historischen Texten finden wir hier und da Erwähnungen.

Die Axiome

Die Axiome, die ich im Folgenden beschreiben und erklären will, sind keine Regeln oder Gebote, an die man sich zu halten hat. Ehrlich gesagt halten wir weisen Frauen nicht allzu viel von Geboten. Sie verhindern die Wahrnehmung dessen, was ein Augenblick wirklich enthält. Wenn wir uns an Gebote halten, fühlen wir nicht mehr, was wirklich da ist. Das ist einer der Hauptfehler unserer Generation. Ganze Heerscharen von Frauen orientieren sich an den sozialen Verhaltensweisen, die sie im Fernsehen in so Serien wie „Gute Zeiten schlechte Zeiten" sehen. Ich spreche hier aus Erfahrung, nicht aus Vorurteilen, denn diese Frauen sind oft meine Klientinnen.

Sie reagieren auf ihre Partner und deren Tun so, wie sie es im Fernsehen gelernt haben. Das entspricht aber ganz oft überhaupt nicht ihren Gefühlen. Also zum Beispiel trennen sie sich von ihrem Mann, wenn der sie mit einer anderen betrogen hat und ignorieren dabei die Tatsache, dass sie ihn aber trotzdem lieben. Dieses Phänomen geht so weit, dass die meisten Frauen überhaupt nicht mehr fühlen können. Auch hier spreche ich aus Erfahrung. Ich praktiziere eine schamanische Technik, die ich „Kaffee trinken mit Gott“ nenne. Bei dieser Technik kommt es darauf an zu fühlen. Gott spricht Gefühl. Gefühl ist eine Sprache, in der alles Lebendige mit uns kommuniziert. Der Wald, die Tiere, einzelne Bäume und Pflanzen, sie alle sprechen jene universelle Sprache namens Gefühl. Um mit Gott kommunizieren zu können, müssen wir in unser eigenes Gefühl hinein lauschen. Und mit fast absoluter Regelmäßigkeit sagen mir dann die Teilnehmer: „Ich fühle ein Kribbeln im Bauch“ oder „Ich spüre eine Ziehen im Kopf“.

Das aber sind doch keine Gefühle!!!!!!

Hättest du gedacht, dass jenes geflügelte Wort, welches da heißt, höre auf dein Bauchgefühl, dazu führen würde, dass Frauen WIRKLICH denken? Sie sollten auf das achten, was im Bauch passiert! Hättest du das damals gedacht, als jener Slogan aufkam? Damals wussten die Frauen noch, dass Bauchgefühl eine Metapher ist für Gefühle im eigenen Innern. Heute hören sie stattdessen auf ihr Bauchgrummeln und andere Verdauungsgeräusche und meinen, das sei so richtig. Ich mache hier keine Witze. Das ist mein täglich Brot. Ich spreche mit Frauen, die auf ihre Körperempfindungen achten und diese für Gefühle halten, weil sie den Zugang zum wirklichen Fühlen komplett verloren haben.

Gefühle, das ist Liebe, Freude, Wut, Begeisterung, Stolz, Enthusiasmus, Abscheu, Ekel oder Empörung.

Natürlich gibt es dazu auch viele, viele kleine Abstufungen und Gefühle die winzig sind und daher schwer wahrzunehmen. Wenn wir diese Dinge wieder fühlen und wahrnehmen wollen – und das müssen wir, denn es gibt keine Weisheit ohne sie – dann ist es dazu erforderlich, zu fühlen und zu spüren, was in einem gegebenen Augenblick in uns an solchen Gefühlen vorhanden ist. Wir fühlen immer, die ganze Zeit, unser ganzes Leben lang. So wie der Verstand immer denkt, so fühlt das Herz auch unablässig. Der Verstand bildet sich Meinungen zu all den Dingen, die er erlebt und das Herz bildet sich Gefühle zu all den Dingen, die ihm begegnen. Wir haben nur verlernt darauf zu lauschen. Und damit haben wir auch unseren Zugang zur göttlichen Kraft verloren, die unablässig auf diesem „Sender" zu uns spricht, zu jedem von uns.

Würden wir nun einige sinnfällige Gebote erfinden, die das Leben und Trachten der weisen Frauen und Männer regeln und ordnen sollen, dann wirken wir diesem Prozess frontal entgegen. Es ist unwichtig, was die Regeln besagen. Wichtig ist, was wir fühlen. Es könnte doch passieren, dass die Regel besagt, ich solle etwas unterlassen, obwohl mein Gefühl mir rät, es zu tun. Unser Gefühl (nicht Ego) ist angeschlossen an unsere eigene tiefste Weisheit. Aus der Weisheit des Gefühls heraus entsteht kein Krieg, geschehen keine Morde, wird nicht betrogen, gelogen und gestohlen. Dies alles mag wohl aus dem Ego heraus entstehen und Ego wird durch Regeln und Fernsehserien, die uns Regeln vorleben, gestärkt.

Weise Menschen sind fähig zu erspüren, was ein Augenblick enthält, was gebraucht wird und was WIRKLICH ist, ungeachtet aller Gedanken, Interpretationen und Vorstellungen. Wir müssen uns als weise Menschen die Fähigkeit und die Möglichkeit erhalten auf jenes WIRKLICHE zu reagieren, denn nur so kann eine Situation geheilt werden.

Wir anerkennen die Gesetze unseres Landes, aber im Grunde brauchen wir sie nicht. Wir wissen auch so, was „richtig" ist und was „falsch". Diese Fähigkeit ist jeder Frau zutiefst eigen. Und weise Frauen nehmen dies wahr und können gar nicht anders als entsprechend ihrer eigenen Wahrnehmung zu handeln.

Und doch gibt es die Axiome.

Wenn sie also keine Gebote und Regeln sind, was sind sie denn dann? Wir können sie als Naturgesetze betrachten. Sie beschreiben die Bewegung der Kraft in sozialen Zusammenhängen.

Naturgesetze, wie etwa das Gesetz der Gravitation oder Erdanziehungskraft, beschreiben eine Bewegung. Sie schreiben die Bewegung nicht vor. Das Gesetz der Erdanziehungskraft lautet ja schließlich nicht: „Alles hat gemäß dieses Gesetzes von oben nach unten zur Erde hin zu fallen".

Es ist nicht notwendig, dies zu fordern, weil es ja ohnehin so geschieht. Hier bei uns auf der Erde fällt alles, was nicht daran gehindert wird, nach unten. Ist halt so.

Das ist ein Naturgesetz und es gilt für uns alle, ob uns das gefällt oder nicht und ob wir daran glauben oder nicht. Es ist aber ratsam, daran zu glauben. Stelle dir einen Menschen vor, der sagt, er glaube nicht an das Gravitationsgesetz. Dieser Mensch wird nicht sehr erfolgreich sein in seinem Tun und er wird mit der Zeit auch sehr arm werden. Er wird ja sein ganzes Geschirr verlieren, wenn er seine Tassen, Teller und Kaffeekannen immer und immer wieder in die leere Luft stellt in der Erwartung, dass sie nicht nach unten fallen. Da das Naturgesetz ja trotzdem auch für ihn gilt, werden seine Kaffeetassen immer wieder am Fußboden zerschellen. So auch seine Handys, CD Player, Fernseher und dergleichen. Es hat keinen Sinn, sich gegen ein Naturgesetz aufzulehnen.

Das ist dem Gesetz ganz egal. Es wirkt einfach weiter und kümmert sich nicht darum.

Vielleicht möchte jetzt der eine oder andere einwenden, dass es doch aber auch Situationen gibt, wo die Gravitation tatsächlich außer Kraft gesetzt ist wie zum Beispiel im Weltall oder in einer Anti-Schwerkraft-Simulation. Dieser Einwand erntet von mir aber nur ein Schulterzucken. Ich habe ja gesagt, das Gesetz gilt hier bei uns auf der Erde. Woanders, auf anderen Planeten oder im All mögen ganz andere Naturgesetze gelten und eine Anti-Schwerkraft-Simulation glaubt ja per se an die Schwerkraft, sonst müsste sie das Gegenteil ja gar nicht erst simulieren. Es ist verdammt viel Geld, Material, Intelligenz, Zeit, Energie und Arbeitskraft nötig, um so einen Spaß zu erschaffen. Das kriegt keiner von uns mal eben so aus dem hohlen Bauch hin. Es ist halt so. Für uns hier auf der Erde sind die Naturgesetze gültig.

Die Axiome sind auch nichts anderes als Naturgesetze. Sie beschreiben, wohin sich die Kraft bewegt, auch wenn ich sie nicht alle so formuliert habe, dass sie tatsächlich wie Naturgesetze klingen. Darauf komme ich später zurück.

Wenn wir ein normales Naturgesetz kennen und verstanden haben, dann können wir es uns auch zunutze machen, Beispielweise durch die Erfindung eines Tisches. Ein Tisch ist ja nicht nur dazu da, die Abwärtsbewegung eines Gegenstandes aufzuhalten. Das auch. Schon mal gut. Aber der Tisch hält den Gegenstand auch in Position eben durch die Gravitation. Wenn wir eine Tasse auf einen Tisch stellen, dann wirkt die Schwerkraft trotzdem auf die Tasse und zieht sie nach unten. Die Bewegung wird durch die Tischplatte aufgehalten, aber dadurch steht die Tasse auch fest auf dem Tisch. Es besteht keine Gefahr, dass sie sich von alleine seitwärts bewegt. Der Zug nach unten hält sie so lange in Position fest, bis eine andere Kraft sie bewegt. Also, wenn du versehentlich heftig gegen die Tasse stößt, dann fällt sie vielleicht vom Tisch. Aber solange sie in Ruhe gelassen wird, kann sie durch die Erdanziehungskraft nicht abheben. Es war sehr trickreich, Tische zu erfinden. So können wir der Abwärtsbewegung unserer Gegenstände nicht nur entgegenwirken, sondern sie sogar für uns nutzen. Im Weltall, das haben wir ja alle im Fernsehen gesehen, schweben die Dinge einfach so in der Luft herum und selbst der kleinste Lufthauch setzt sie in Bewegung. Da können Keramiktassen sehr leicht mal an der Wand, der Decke oder an anderen Gegenständen zerschellen. Es ist eben keine Schwerkraft vorhanden, die man dazu nutzen könnte, die Tassen in Position zu halten.

Ich beschreibe dies hier so ausführlich, weil dasselbe auch für die Axiome gilt. Wenn wir sie kennen und zutiefst verstanden haben, dann sind sie keine Behinderung mehr für uns, sondern wir können sie für uns nutzen. Menschen, die das tun, sind erfolgreicher als andere, weil sie nicht immer gegen den Strom kämpfen, sondern sich vom Strom selbst an ihre gewünschten Ziele tragen lassen. Die Bewegungsrichtung der Kraft zu kennen, ermöglicht es uns, sie so zu nutzen, wie ein Segelschiff den Wind ausnutzt. Wir rudern nicht gegen sie an, sondern lassen uns von der Kraft selbst bewegen. Dummerweise haben wir Menschen das Ego und unser Ego geht immer gern den schwierigen Weg. Das ist der Grund, warum tatsächlich so wenige Menschen diese Axiome kennen und nutzen. Aber darauf komme ich gleich noch zu sprechen. Zuvor will ich noch anmerken, dass in der Reihenfolge der Axiome keine Wertung liegt. Das erste Axiom ist nicht wichtiger oder stärker als das zehnte. Die Zahlen dienen nur der Orientierung, mehr nicht.

Kommen wir nun zu unserem ersten Axiom.

Kapitel 2 - Axiom 1

Man kann nur jemandem helfen,

der das auch will.

Wie alle anderen Axiome auch, klingt das auf den ersten Blick so plausibel, dass die Menschen gar nicht mehr weiter darüber nachdenken. Es steckt aber viel mehr dahinter. Für weise Frauen, Coaches, Schamanen und eigentlich alle Menschen in helfenden Berufen, ist dieses Axiom von Bedeutung. All die Menschen, die beim ersten Lesen dieses Axioms weise nicken und meinen verstanden zu haben, werden die eigentliche Tiefe dieses Naturgesetzes erst begreifen, wenn es zum Beispiel ihr eigener Sohn ist, der darauf besteht, Alkoholiker oder Drogenabhängig zu sein und seine Arbeit aufzugeben. Gar zu schnell ist das Axiom dann vergessen und die Eltern kämpfen einen so zähen Kampf darum, den Sohn wieder zur Vernunft zu bringen. Ich will das hier keineswegs ins Lächerliche ziehen. Seien wir uns im Klaren darüber, dass ja sehr oft Liebe die Triebfeder solchen Handelns ist. Die Eltern wollen ihrem Sohn helfen. Ich weiß sehr gut, wovon ich hier schreibe, denn ich war früher selbst so. Ich wollte helfen. (Fast jeder Schamane beginnt seine Karriere mit einem netten kleinen Helferkomplex. Ich war da keine Ausnahme). Die Eltern stellen dann alles Mögliche auf die Beine, schleifen den Sohn zu Ärzten, Therapeuten und Kliniken, bitten alle möglichen guten Menschen, doch mal mit ihm zu reden, diskutieren bin in die tiefe Nacht hinein, grübeln sich durch endlose schlaflose Nächte, überreden Ausbilder, den Sohn aufzunehmen, überzeugen Chefs eine Ausnahme zu machen.

Aber wenn der Sohn all diese Hilfe nicht will, dann werden sie ihr ganz persönliches Waterloo erleben. All diese Versuche zu helfen haben nur dann Erfolg, wenn der Betreffende die Hilfe will. Ansonsten wird er immer einen Trick finden, sich aus den hilfreichen „Umarmungen“ wieder herauszuwinden.

Viele junge Menschen empfinden die Hilfe als Bevormundung und Einmischung, ganz davon abgesehen, dass es ja inzwischen auch eine anerkannte Theorie ist, dass man Alkoholiker fallen lassen muss, um sie zur „Vernunft“ zu bringen. Ähnlich ist es mit so vielen leidenden Menschen, die uns zwar unaufhörlich ihr Leid klagen, aber keinen hilfreichen Vorschlag annehmen. Man kann in der Tat nur jemandem helfen, der die Hilfe will.

Einmal sprach ich über dieses Thema mit einem eifrigen Vater. Er widersprach mir heftig und beschrieb mir seinen Kampf um seinen Sohn. Der Junge war auf Abwege geraten. Er aber hatte zu ihm gehalten, hatte ihn nie fallen lassen, hatte immer wieder mit ihm geredet und ihn schließlich „gerettet“. Die Rettung dauerte etwa 10 ganze Jahre an, dann sprang der junge Mann von einer Brücke.

Ich halte das nicht für einen Zufall. Der Junge war nicht gerettet worden, sondern hatte resigniert. Hatte seinen eigenen Willen aufgegeben, weil der Vater so stark und beharrlich gewesen war. Aber das Leben, wie es ihm vom Vater vorgegeben wurde, war nicht sein Leben, enthielt nicht die Lektionen, um derentwillen diese Seele auf die Welt gekommen war, enthielt nicht die Entwicklungsimpulse, die diese Seele gebraucht hätte. Es war ein Weg der Schwäche, der Resignation, des inneren Verlustes. Mehr als 10 Jahre konnte der junge Mann nicht aushalten und so ging er schließlich. Sein Vater hatte es gut gemeint, aber er hatte ihm nicht geholfen, nicht wirklich. In anderen Fällen, die ähnlich gelagert waren, kam es später zu extremen Zerwürfnissen in der Familie. Junge Menschen, die zeitweilig aufgegeben hatten, sammelten eigentlich nur eine Weile lang Kraft, um sich noch heftiger gegen den Willen der Eltern wehren zu können.

Wir sprechen hier aber nicht nur von Kindern und Jugendlichen. Dieses Axiom gilt für alle Menschen, gleich welchen Alters. Wenn ein Mensch zu mir kommt und meine Hilfe als weise Frau in Anspruch nehmen möchte, so muss er dies auch wirklich wollen, sonst kann meine Arbeit nicht erfolgreich sein. Deshalb sage ich meinen Klienten auch immer, sie sollen ihre Ehemänner, Eltern oder Kinder nicht dazu überreden zu mir zu kommen. Sie können ihnen gern von mir berichten und ihnen sagen, dass sie den Eindruck haben, ich könne helfen. Dann aber sollten sie schweigen und auf die Reaktion des anderen achten. Tief in ihrer Seele wissen die Menschen, ob sie zu mir kommen wollen und ob ich diejenige bin, deren Hilfe und Unterstützung sie anzunehmen bereit sind. Sie brauchen nicht mehr als einen einfachen Hinweis darauf, dass es mich gibt. Dann entscheidet es sich in ihrer Seele. Wenn so ein Mensch mit sofortiger Abwehr reagiert, sollte man gelassen loslassen. Die Abwehrreaktion sagt uns bereits, dass dieser Mensch meine Hilfe nicht will. Und das kann für ihn so auch ganz richtig sein. Es ist nicht immer richtig, Hilfe anzunehmen, es kann unter Umständen auch ganz falsch sein. Nur diese Seele kennt den inneren Prozess, um den es geht. Das können wir im Außen nicht überblicken.

Dann ist es angesagt, sich innerlich auf das erste Axiom zu berufen und diesen Menschen in Ruhe zu lassen. Schwer, nicht wahr? Das ist unser Ego, welches schreit: „Das darf ich nicht. Das kann nicht richtig sein. Ich bin herzlos, wenn ich nicht mehr versuche, ich bin eine schlechte Mutter, wenn ich hier so einfach aufhöre…ein schlechter Vater, wenn ich meine Kraft nicht für mein Kind einsetze…“

Wir sind es, die nicht loslassen können. Und dann rudern wir gegen den Strom mit all unserer Kraft und doch völlig vergebens. Denn man *kann* nur jemandem helfen, der das auch will. Viele Menschen versuchen sich dann in der hohen Kunst der Manipulation. Kürzlich erlebte ich da ein recht heftiges Beispiel. Ein Paar hatte sich in gegenseitigem Einvernehmen getrennt, aber die Eltern der Frau konnten dies nicht einsehen. Sie versuchten nach allen Regeln der Kunst auf die beiden jungen Leute einzuwirken. Da wurde endlos debattiert, geschrieen, geschimpft, Angst gemacht, gedroht, eingeschüchtert. Der Vater der jungen Frau, ein Psychologe, wollte sogar so weit gehen, seinen Schwiegersohn für psychisch krank erklären zu lassen, um ihm wenigstens das Sorgerecht für die Kinder entziehen zu können. Die Eltern gingen sogar so weit, sich an mich zu wenden und mich in einem sehr manipulativ geschriebenen Brief zu bitten, auf die jungen Leute „einzuwirken".

Und all das nur, weil die beiden jungen Leute keine Lust hatten, eine Familientherapie mitzumachen, um ihre kaputte Beziehung wieder zu kitten. Ihr Entschluss stand bereits fest, sie wussten, was sie wollten und wollten diesen Weg auch gehen.

Ich glaube, inzwischen ist es deutlich geworden, worin die eigentliche Schwierigkeit dieses Axioms besteht. Unser Ego hat Schwierigkeiten damit, loszulassen und mit dem Helfen aufzuhören. Das ist der Grund, warum es in der Hauptsache Schamanen und weise Frauen sind, die nach diesem Axiom leben. Eine schamanische Ausbildung dauert mindestens drei Jahre und in dieser Zeit geht es unter anderem auch darum, dies zu lernen. Unsere Hilfe nur jenen zu geben, die sie auch wollen. Zugleich lernen wir auch, die Zeichen zu erkennen. Woher weiß ich so genau, ob der andere meine Hilfe denn nun will oder nicht? Das wird durch das Axiom Nummer 2 und 3 geklärt.

Wenn ich im Seminar über diese Dinge spreche, dann sagen mir die Teilnehmer oft: Aber es ist ja gar kein Wille, der meine Tochter, Frau, Mutter, was auch immer abhält, das sind doch Irrtümer. Sie wissen es nicht besser, sie kennen die Welt noch nicht, sie verstehen die Lage nicht und so weiter.

Das stimmt alles! Und hilft doch gar nichts.

Wir haben es hier mit einem sozialen Naturgesetz zu tun und dem ist es ganz egal, ob wir es verstehen oder nicht. Es wirkt einfach. Das gilt für die naturwissenschaftlichen Naturgesetze ja auch. Die Gravitation macht keine Ausnahme, wenn zum Beispiel ein unschuldiges Kind aus dem Fenster eines Hochhauses fällt. Und, oh, wie sehr wünschten wir uns dies! Ach nur eine Ausnahme nur ganz kurz. Lass das Kind fliegen, statt fallen, bis es jemand auffangen kann. Aber das wird nicht geschehen. Das Kind fällt. Das Kind hatte keine Ahnung, was es tat, als es auf das Fensterbrett kletterte. Es wusste nichts von der Tiefe und dass man stirbt, wenn man so tief fällt. Es ist in vollkommener Unschuld gefallen und doch – keine Ausnahme möglich. So ist es mit dem ersten Axiom auch. Es kann absolut sein, dass ein Mensch in sein eigenes Unglück rennt, weil er die Situation einfach nicht überblickt. Solche Fälle gibt es viele. Es kommt immer wieder vor, dass Menschen, die zum Beispiel am Fuße eines Vulkans leben, der gerade ausbricht, sich gegen die Evakuierung wehren. Manche lassen nicht mal ihre Kinder gehen. Sie können sich einfach nicht vorstellen, dass der Berg sie töten wird. Dann müssen die Hilfskräfte aufgeben. Sie können die wenige verbleibende Zeit nicht damit verschwenden, auf die Störrischen einzuwirken, okay, vielleicht ein bisschen. Aber dann müssen sie weiter und in der kostbaren verbliebenen Zeit, so viele Rettungswillige wie nur möglich aus dem Gefahrengebiet bringen. Und die Rettungsunwilligen bezahlen ihre Lektion mit dem Leben. Die Tatsache, dass sie die Situation falsch eingeschätzt haben, ändert nichts daran. Wir können nur jemandem helfen, der das auch will.

Das ist die Richtung, in die die Kraft sich bewegt. Die Kraft bewegt sich in Richtung Wille, so wie beim Gravitationsgesetz alles sich Richtung Erdboden bewegt.

Und wie können wir das für uns nutzen?

Nun, nachdem wir ein, zwei oder drei Jahre mit unserem Ego gearbeitet, es geheilt und transformiert haben (hier bieten der Schamanismus und die Ur-Psychologie großartige Möglichkeiten und Techniken), so dass wir überhaupt erst fähig geworden sind, uns an das Axiom zu halten, birgt es tolle Möglichkeiten für uns.

Zum einen natürlich sparen wir unsere Kraft, indem wir nicht mehr gegen den Strom ankämpfen. Wenn mir ein Mensch signalisiert, dass er meine Hilfe nicht will, dann lasse ich immer sofort los. Das heißt nicht, dass ich auch den Menschen loslassen muss. Vielleicht geht es ja nur um eine kleine Sache. Kürzlich war ich bei einem alten Mann zu Besuch, der im Rollstuhl sitzt und ein Pflegefall ist. Im Kopf ist der Mann aber noch außerordentlich fit. Wir unterhielten uns über Philosophen und die Weltgeschichte. Die Ehefrau des Mannes hatte uns ein gutes Essen gekocht, musste dann aber zu ihrem Arbeitsplatz fahren. Der große Hund des Hauses saß bettelnd neben uns. Der Mann wollte ihm ein Stück Fleisch abgeben und sah sich nach etwas um, worauf der das Fleisch legen konnte. Ich reagierte zu langsam. Der Mann gab dem Hund das Fleisch einfach mit seiner eigenen Gabel ins Maul. Ich lachte darüber und sagte: „Jetzt kannst du aber mit dieser Gabel nicht mehr weiteressen. Hier nimm diese“, dabei reichte ich ihm eine neue Gabel. Und der alte Mann antwortete glattweg: „Wieso kann ich mit meinem Hund nicht von derselben Gabel essen? Es ist doch mein Hund“. Und stur aß er mit der Hundegabel weiter von seinem Teller. Einen kurzen Moment lang verspürte ich einen leisen

Impuls, etwas dazu zu sagen, aber ich tat es nicht. Sein Haus, sein Hund, sein Wille. Wenn er die saubere Gabel nicht will, dann sollte ich sie ihm auch nicht aufzwingen. Aber das bedeutet nicht, dass ich diesen Mann nun nie mehr besuchen werde. Nur weil wir einem Menschen nicht helfen dürfen, müssen wir ihn ja nicht gleich verdammen.

Also, einmal sparen wir Kraft, indem wir dieses Axiom akzeptieren. Ich wette, ich hätte lange vergeblich mit diesem Mann diskutieren können über das Thema Hundegabel und am Ende hätte der doch gemacht, was er will. Dann wäre ich genervt gewesen, hätte Zeit und Energie verloren, wäre vielleicht frustriert nach Hause gefahren, hätte womöglich noch andere Leute mit dieser Diskussion genervt. All das hätte aber niemandem etwas gebracht. Sich diesen unnötigen Energieaufwand zu ersparen, ist schon mal ein guter Schritt in die richtige Richtung. Aber da ist mehr drin. Ich verwende dieses Axiom auch mit großem Erfolg bei der Akquise neuer Klienten. Wenn Menschen mich anrufen und meine Hilfe wollen, dann haben sie meistens einige Fragen an mich. Und wenn sie dann meinen Preis hören, dann kommen ihnen Zweifel. Ich bin nicht billig. Eine Sitzung bei einem Schamanen der Akademie oder einem Coach des IWP kann dein Leben verändern. Das hat seinen Wert und dazu stehen wir ganz stur und gelassen zugleich.

Wenn die Menschen in Zweifel geraten, dann wäre es ganz falsch, sie jetzt überreden zu wollen. Sie ziehen es in Erwägung, sich von mir bei einem Problem helfen zu lassen. Die Kraft bewegt sich in Richtung Wille, also tue ich gut daran, selbst auch in diese Richtung zu gehen. Ich überrede und überzeuge gar nicht. Ich beantworte die Fragen der Menschen und hierbei lasse ich es an Wahrhaftigkeit und Deutlichkeit nicht missen. Das ist eine besondere Fähigkeit von mir. Ich kann das aussprechen, was andere sich nicht zu sagen trauen. Ganz wahrhaftig und ganz ohne Wertung und Verurteilung. Das mache ich dann auch. Aber weder in meinem Herzen, noch in meinen Worten lasse ich auch nur den Hauch einer Manipulation zu. Ich sage dann eher: „Sie müssen sich ja nicht jetzt entscheiden. Schlafen sie darüber, sprechen sie mit ihrem Mann darüber. Und wenn sie sich entschlossen haben, so eine Sitzung zu machen, dann rufen sie mich einfach wieder an."

So zu sprechen soll den Klienten die Möglichkeit geben, eine wirklich freie, innere Entscheidung zu treffen. Und ich meine das absolut ernst. Ich schreibe mir bei solchen Telefonaten nichts auf, keine Telefonnummer oder Adresse. Wenn die Leute auflegen, sind sie aus meiner Welt erst mal verschwunden. Ich lösche jeden Abend die Liste der Nummern, von denen ich angerufen wurde und ich vergesse diese Menschen. Nicht weil ich sie nicht mag oder so, sondern weil das ihnen die Freiheit gibt, sich wirklich zu entscheiden. Und das spüren die Menschen auch. Die allermeisten Anrufer melden sich einige Tage später wieder und buchen ihre Sitzung oder ihr Ritual. Das geschieht nicht zuletzt auch deshalb, weil es den Menschen Vertrauen einflößt: Hier ist endlich mal jemand, der mich in Ruhe lässt, nicht auf mich einredet, mich nicht überzeugen will und mir nicht seine Vorstellungen überstülpen will.

Welche eine Erlösung nach dem, was manche meiner Klienten schon so alles an Manipulation und Beeinflussung hinter sich haben.

Die Kraft bewegt sich in Richtung Wille, ich folge ihr. Und wenn ein Klient nicht wieder anruft und keine Sitzung bei mir bucht, dann ist es auch gut. Dann wäre diese Sitzung ja vielleicht auch gar nicht gut geworden. Ich kann nicht jedem helfen. Es macht so viel mehr Spaß, Sitzungen zu geben, die funktionieren als solche, die nicht geklappt haben. Ich glaube, das habe ich wohl mit der Mehrheit aller Menschen in helfenden Berufen gemeinsam. Wir wollen nicht um jeden Preis jeden Menschen in unseren Bann ziehen und ihm irgendwelche Maßnahmen aufdrücken. Wir wollen viel lieber nur mit denen arbeiten, die die Hilfe auch wollen, so dass unsere Kräfte auf fruchtbaren Boden fallen können. Das macht ja so viel mehr Freude.

Dieses Verhalten, nur da zu helfen, wo die Hilfe gewünscht wird, zieht sich natürlich auch durch die ganze Arbeit. Die Menschen brauchen eine Weile, bis sie sich darauf eingestellt haben. Immerhin leben wir in einer Gesellschaft, die unseren Willen eher manipuliert als respektiert. Aber sobald ein Mensch erkannt hat, dass er bei uns Schamanen nicht auch manipuliert wird, entwickelt sich eine unglaublich fruchtbare Arbeit daraus. Dieses Gefühl, akzeptiert zu werden, wirkt auf die Seele wie Superdünger. Und auf einmal sprießen und wachsen die Qualitäten, die Fähigkeiten und die Kräfte der Seminarteilnehmer und es stellt sich ein gewaltiges inneres Wachstum ein.

Kapitel 3 - Axiom 2

Der freie Wille ist heilig.

Okay, ich gebe zu, dieses Axiom klingt ja jetzt nicht gerade wie ein Naturgesetz. Ich müsste es eigentlich umformulieren. Es müsste so lauten: Die Kraft folgt dem Willen. Ich habe es seinerzeit anders ausgedrückt, weil ich dadurch deutlicher machen wollte, worum es mir ging. Mit dem Wort heilig habe ich der Spiritualität Rechnung getragen, denn hier geht es tatsächlich um etwas Spirituelles. Gott hat den Menschen den freien Willen gegeben und alles so eingerichtet, dass sie dem freien Willen folgen. Indem wir uns darin üben, den freien Willen anderer zu respektieren, nähern wir uns Gott. Das ist ja nun nicht gerade en vogue in unserer eher auf Manipulation als auf Respekt basierenden Gesellschaft. Viele sagen mir auch: Aber der Wille ist doch gar nicht frei. Wenn ein Mensch von vorn bis hinten manipuliert wird, kann man doch nicht sagen, er träfe freie Entscheidungen. Das sehe ich ganz anders. Die Menschen treffen ihre Entscheidungen selbst, aber sie bemerken das gar nicht. Hier ein Beispiel: Ein Mann erzählte mir, er sei vor 20 Jahren auf den Hof seiner Frau übergesiedelt, weil das gar nicht anders ging. Es sei zwar nicht gut gewesen, aber es musste sein, es sei nicht seine Entscheidung gewesen. Und er zählte dann reihenweise die Gründe auf, die zu diesem Umzug geführt hatten, alles durchweg „zwingende" Gründe. Die Schwiegermutter hatte dort ein Altenteil mit lebenslangem Wohnrecht, das alte Haus war an seinen Bruder vererbt worden. Da war noch jemand krank und ein Pflegefall und was weiß ich noch alles im Spiel. Durch all diese Dinge hatte der Mann sich gezwungen gesehen, so zu handeln. Das stimmt aber nicht. Er war gar nicht gezwungen. Wir sehen das jeden Tag. Direkt vor unseren Augen sehen wir Menschen das tun, was wir uns nicht zu tun wagen. Es gibt Töchter, die pflegen ihre Mutter und es gibt Töchter, die das nicht tun. Es gibt Menschen, die Häuser trotzdem verlassen, obwohl sie dort ein lebenslanges Wohnrecht haben. Egal, was für Gründe für unsere Entscheidungen auch vorhanden sind, wir sind es, die diese Gründe für wichtig genug erachten, auf sie zu reagieren. Wenn zum Beispiel jemand seinen Traum nicht lebt, weil er zu viel Angst vor der Selbständigkeit hat, dann kann er sicher viele gute Gründe anführen, warum er seinen alten, möglicherweise ungeliebten Arbeitsplatz behält. Aber niemand als er selbst, hat zu entscheiden, dass die Angst wichtiger sein soll als der Traum. Wenn wir entscheiden, dass wir XY nicht tun wegen der Nachbarn und was die über uns denken könnten, dann haben nicht die Nachbarn für uns entschieden. Wir selbst haben im Innern beschlossen, dass es uns so wichtig sein soll, was andere über uns denken. Wenn wir etwas tun aus Trotz gegen die Eltern, dann war das auch unsere eigene Entscheidung. Jeder Handlung, die wir begehen, geht eine (meist unbewusste) innere Entscheidung voraus. Spreche ich oder schweige ich? Gehe ich oder bleibe ich? Glaube ich einfach oder hinterfrage ich? Gehe ich in den Widerstand oder füge ich mich? Lasse ich mich einschüchtern oder rebelliere ich dagegen? Gebe ich meiner Angst nach oder meiner Selbstliebe?

Okay, was ist mit jemandem, der viel Angst hat? Angst ist doch nun wirklich eine mitunter zwingende Kraft. Es kommt darauf an, wie alt dieser Mensch ist. Wenn dieser Mensch bereits ein stattliches Alter erreicht hat, dann hat er sich in seinem Leben schon tausendmal für die Angst und gegen sich selbst entschieden. Und jedes einzelne Mal wurde die Angst dadurch mächtiger. Inzwischen ist sie zu einer so gewaltigen Kraft angeschwollen, dass dem Menschen kaum noch Bewegungsfreiheit bleibt.

Ich habe ein ganzes Buch über dieses Thema geschrieben, welches ich hier mit Freude empfehle, denn es beschreibt einen Weg, den wirklich jeder gehen kann, egal, wie groß seine Angst auch immer ist.

Hier will ich das Thema eher von der Seite des Willens angehen.

Also, diese Angst stellt sich ja so dar wie ein Handicap. Davon gibt es in jedem Leben viele. Hier ist es unsere Entscheidung, ob und wie wir mit unseren diversen Handicaps umgehen wollen. Wenn ich zum Beispiel studieren will, aber meine Eltern sind arm und können mich nicht unterstützen, gebe ich dann auf? Kämpfe ich? Lasse ich mir kreative Lösungen einfallen? Suche ich mir einen Job und finanziere mein Studium selbst (wie ich es getan habe)? Wenn ich eine Lösung will, werde ich eine finden. Es ist nicht das Leben oder das Schicksal, das hier die Entscheidung trifft. Es ist unser freier Wille. Kraft des freien Willens können wir uns sogar für die Unfreiheit entscheiden. Viele tun das. Viele entscheiden sich dafür unfrei und unterdrückt zu leben. Aber das haben sie einst selbst so entschieden, auch wenn sie vielleicht anderen die Schuld daran geben. „Ich konnte ja nicht zum Gymnasium, weil meine Eltern das nicht erlaubt haben." Okay, damals nicht, aber später könnte man die Abendschule besuchen und das Abitur nachholen. Ich zum Beispiel durfte nicht zum Ballett, als ich ein kleines Mädchen war, obwohl ich das so sehr wollte. Aber als ich dann später ausgezogen war, da habe ich einen Kursus entdeckt: „Ballett für erwachsene Anfänger" Haha! Den Kurs habe ich besucht und herausgefunden, dass mir kleinem Pummel die elfengleiche Hopserei doch nicht liegt. Und als ich mich dann entschied, den Kurs nicht mehr weiter zu besuchen, da war das nicht die Entscheidung meiner Eltern, sondern meine. Bestimmt möchten einige jetzt trotzdem noch weiter argumentieren und so etwas sagen wie: Aber was ist mit den Kindern unterprivilegierter Eltern, die von Anfang an keine Chancen haben?

Dazu sage ich folgendes: Im Grunde sind wir alle unterprivilegiert. Nicht alle auf die gleiche Weise, aber doch unterprivilegiert. Selbst die Kinder reicher Eltern haben es oft nicht leicht, weil sie gepuscht werden, Liebe mit Geld abgegolten wird oder ihre Willen auf andere Weise nicht respektiert geschweige denn gefördert werden. Wer hat es denn schon so leicht? Ich habe so viele Juristen, Geschäftsmänner und Kaufleute erlebt, die viel lieber etwas anderes geworden wären, es aber nicht fertig gebracht hatten, ihren Eltern zu trotzen. Ist ja auch nicht einfach. Aber so oder so bleibt es unsere Entscheidung, ob wir trotzdem werden, was wir wollen, oder nicht, ob wir das schwarze Schaf werden oder nicht, ob wir an unsere Träume glauben oder nicht.

Und was ist mit Menschen, die gar nicht die Fähigkeiten besitzen, das zu werden, was sie sich erträumen?

Tja, so frei ist der freie Wille nun auch wieder nicht. Aus einem Fisch wird kein Vogel, aus einem Bären kein Schaf. Unser freier Wille funktioniert nur innerhalb unserer natürlichen Grenzen. Wenn ich drei Tonnen wiege, dann wird aus mir wohl keine Primaballerina. Und wenn ich keine schöne Stimme habe, Töne nicht halten kann, es nicht höre, wenn ich falsch singe, dann wird aus mir auch keine Opernsängerin. In dem Fall haben wir es mit einem speziellen Ego zu tun. Mit dem Traum stimmt etwas nicht. Er passt nicht zu mir. Dafür gibt es Gründe, die ich in mir ausfindig machen kann. Zum Beispiel gibt es mitunter Frauen, die so sehr davon träumen, ein Kind zu haben, dass sie es mit jeder nur denkbaren Art von künstlicher Befruchtung versuchen. Und wenn das Kind dann da ist, geht es ihnen nur auf den Keks. Damit meine ich hier nicht alle Frauen, die ein Kind wollen versteht sich. Ich spreche von jenen, die einen Traum träumen, der gar nicht zu ihnen passt. Sie sind nur einer Idee, einer Vorstellung aufgesessen, haben ihren Traum nicht an der Realität überprüft. So manch ein Träumer sieht sich im Glanzlicht der Bühne stehen, mit Beifall überhäuft, gefeiert, verehrt. Aber er träumt all die harte Arbeit nicht mit, die es erfordert, zu so einem gefeierten Künstler zu werden.

Der wahre und berufene Künstler empfindet dies aber gar nicht als harte Arbeit. Ihm bedeutet sein Tanz oder seine Musik so viel, dass er sich begeistert in all die endlosen Übungs- und Trainingsstunden hinein wirft. Uns sind allen Grenzen gesetzt durch unsere Gattung, unser Geschlecht, unsere Begabungen und Mängel unsere Körper und deren Möglichkeiten, unsere Fähigkeiten und deren Ausbaumöglichkeiten. Unser Wille kann nur innerhalb dieser Grenzen stattfinden. Ist eben so.

Und zu guter Letzt möchte doch bestimmt noch jemand sagen: „Aber haben die armen, verhungernden Kinder in Indien das auch gewollt?"

Darauf bin ich in anderen Büchern schon eingegangen. Hier möchte ich einfach nur sagen: Lasst uns mal bei uns bleiben. Was weiß denn ich von jenen Kindern? Ich habe da nie gelebt, kenne die Kultur nicht, weiß nicht wie dort Kinder erzogen werden, wie Eltern über ihre Kindern denken, welche Egos, Strukturen, Muster und gesellschaftlichen Konventionen dort gepflegt werden – und ich wette, all das weißt du auch nicht. Wenn wir angesichts unseres Unwissens trotzdem hier irgendwelche Postulate aufstellen wollen, dann wird das ist doch nur dummes Gewäsch. Ahnungsloses Geplapper über Dinge, von denen wir nichts verstehen. Ich bleib dann mal hier in meinem Land und übe mich darin, die Gesetzmäßigkeiten der Kraft hier zu verstehen. Das ist schon schwer genug. Und wenn es jemanden aber wirklich sehr interessiert, kann er ja nach Indien gehen, einige Jahre dort leben, daran arbeiten, jene Kultur zu verstehen und dann schauen, wie er diese Frage neu beantwortet. Ich will damit keineswegs sagen, dass mir verhungernde Kinder egal sind. Das sind sie nämlich absolut nicht. Und ich finde jeder Mensch sollte danach trachten, diese Welt ein wenig zu verbessern. Aber es kann nicht jeder von uns überall dienen. Jeder darf sich seiner eigenen Neigung entsprechend seinen kleinen Bereich aussuchen, in dem er oder sie die Welt verbessert. Ich tue dies, indem ich all den vielen Menschen helfe, ihre Entwicklungsschritte zu vollziehen und mehr zu dem zu werden, was sie wirklich sind. Das ist keine kleine Aufgabe. Und jeder neue Schamane, der hier ausgebildet wurde und ebenso jeder Coach, geht in die Welt hinaus und besitzt Kraft und Macht, dieser Welt gut zu tun. Dadurch potenziert sich meine Arbeit auch noch. Ich mache dies, weil es genau das ist, was ich tun will. Hier ist mein Platz. Hier vollende ich meine Seele und bin nützlich für die Welt. Und ein anderer findet seinen Platz woanders. Dies entscheiden wir kraft unseres freien Willens und der ist heilig, weil er ein Geschenk Gottes ist.

Aber wir sind noch nicht fertig mit diesem Axiom. Wir wissen inzwischen, dass die Kraft dem Willen folgt. Das war ja auch schon im ersten Axiom erkennbar. Was ist hier nun noch anders? Beim Axiom 1 ging es nur um die Frage, ob und wann wir helfen können. Hier nun bezieht sich das Axiom auf das ganze Leben und auf alle Aspekte unserer Arbeit als weise Frauen und Schamanen. Ich wurde mit diesem Axiom vertraut durch ein Buch und zwar durch das Buch „Gespräche mit Gott“ von Neale Donald Walsch. Darin geht es auf jeder Seite um den freien Willen. Als ich das las vor nunmehr 15 oder 16 Jahren, da erkannte ich sofort, dass dieser Gedanke zutiefst wahr ist und ebenso erkannte ich auch sofort, dass ich Jahre brauchen würde, dies wirklich zu verstehen. Diese Jahre sind aber inzwischen vergangen und ich verstehe das Prinzip des freien Willens voll und ganz. Das Problem dabei ist gewiss nicht, es intellektuell zu durchdringen. Das ist nämlich nicht schwer. Wenn es nur um das reine Verstehen geht, reicht es aus, das Buch einmal zu lesen. Aber wenn wir meinen, es wirklich verstanden zu haben, dann können wir gar nicht mehr anders als auch danach zu leben. Wer denkt, das ließe sich trennen, der hat noch nicht verstanden. Und dieses Axiom zu leben, jeden Tag in allen Situationen mit allen Menschen, das ist dann doch nicht so einfach. Einige Menschen sagen mir dazu: „Aber wie kann ich das denn leben, wenn die anderen um mich herum das nicht wollen?" Nun, ich denke, das ist doch kein Problem. Lass die anderen anders sein. Es geht ganz gewiss nicht darum, die anderen dazu zu bringen, nach diesem Axiom zu leben. Tu du nur, was du für dich für richtig hältst.

Ich persönlich finde es inzwischen gar nicht mehr so schwer. Das Hauptproblem bestand eigentlich darin, erst mal herauszufinden, welche Handlungen im Einzelnen denn nun dem freien Willen entsprechen und welche nicht. Wir verwickeln uns ja in Beziehungen mit anderen Menschen, die ihrerseits über unsere Willensgrenzen gehen.

Unser freier Wille findet stets zwischen zwei Grenzen statt: Die Eine Grenze entsteht dort, wo der freie Wille eines anderen beginnt. Ich kann entscheiden, was ich mir heute anziehe, aber ich habe nicht das Recht zu entscheiden, was du heute zu tragen hast. Da ist meine Grenze, denn da beginnt dein freier Wille. Diese Grenze muss ich lernen zu respektieren. Ich lerne zu respektieren, dass andere Menschen andere Meinungen haben als ich, andere Vorstellungen leben als ich, andere politische Ansichten haben als ich, andere Kulturen leben als ich, einen anderen Geschmack haben als ich, ihre Kinder anders erziehen, als ich es täte, ihr Leben anders leben als ich, mit ihren Problemen anders umgehen als ich, mit ihren Süchten anders umgehen als ich, mit ihren Qualitäten anders umgehen als ich, andere Nahrung zu sich nehmen als ich, mit ihren pflegebedürftigen Eltern anders umgehen als ich, mit ihren Haustieren anders umgehen als ich und all die anderen Unterschiede mehr. Wir sprechen hier natürlich von den Unterschieden, die durch unsere Gesetze akzeptiert werden. Mit Respektieren der Andersartigkeit ist nicht gemeint, Kriminalität, Tierquälerei oder Kindesmisshandlung zu respektieren. Aber auch innerhalb der Gesetze eines Landes ist so unendlich viel Verschiedenheit möglich und an all den Unterschiedlichkeiten entzünden sich immer wieder heftige Streitigkeiten. Menschen begehen Kriege und töten einander, nur weil es Menschen gibt, die auf eine andere Art an Gott glauben als sie. Ganz schön bescheuert. Eltern verweigern es, mit ihren Töchtern zu sprechen, weil die den „falschen" Mann geheiratet haben. Ich könnte jetzt hier eine endlose Reihe von Beispielen dafür bringen, dass Menschen sich in heftige Streitereien begeben mit zum Teil üblen Folgen, obwohl sich ein anderer nur herausgenommen hat, Dinge anders zu sehen und anders zu behandeln, als sie es für richtig halten. Ich hab mal eine Klientin gehabt, die hat sich auf das Extremste darüber aufgeregt, dass ihre Nachbarin auf einer Hochzeit ein T-Shirt getragen hat. Da fehlt der Respekt. Uns muss es ja nicht gefallen, wenn die Frau es sich nicht wert ist, sich ein schönes Kleid zu kaufen, aber es ist ihr Wille und nicht unserer. An dieser Aufgabe kann ein Mensch sein Leben lang üben. Wir können immer noch mehr und noch besser lernen, den freien Willen unserer Mitmenschen – insbesondere wenn dieser uns nicht gefällt – zu respektieren.

Aber es gibt ja noch die zweite Grenze. Ich sprach vorhin davon, dass der Wille zwischen zwei Grenzen existiert. Meine zweite Grenze entsteht da, wo andere versuchen, mir meinen freien Willen zu nehmen. Wie gesagt, ich entscheide Kraft meines freien Willens, was ich mir als Kleidung anziehe. Und wenn da nun jemand kommt und mir befiehlt, von nun an ein schwarzes Gewand zu tragen, so einen Lappen, der alles von mir verdeckt, dann überschreitet er damit meine Grenze. Ich will das nicht. Und ich entscheide mit meinem freien Willen über mich. Wenn nun einer mir diesen Willen streitig macht, dann muss ich diese Grenze verteidigen. Das ist auch ganz schön schwer. Die meisten Menschen können eines von beiden besser, entweder sie sind besser darin, den freien Willen anderer zu respektieren oder sie sind besser darin, ihren eigenen freien Willen zu verteidigen. Aber wir müssen tatsächlich beides können. Was bleibt denn noch von mir übrig, wenn ich ständig andere für und über mich entscheiden lasse? Wen ich heirate, wo ich lebe, was ich arbeite, was ich glauben und sagen darf, was ich esse, mit wem ich befreundet bin. All das kann ich doch nicht andere für mich entscheiden lassen!

Das ist nicht überall auf der Welt so. Es gibt Länder, da leben die Menschen noch ganz anders. Da entscheiden die Frauen gar nichts. Aber wir hier in Deutschland, wir haben die Möglichkeit, nach unserem von Gott gegebenen freien Willen zu leben, wenn wir wollen – und ich will das unbedingt. Und die Kraft folgt dem Willen. Wenn ich die Sache mit dem freien Willen verstanden habe, also wirklich verstanden, dann ist die Kraft auf meiner Seite und unterstützt meinen Willen und meine Absichten. Also wenn das nichts ist!

Und überall, wo ich Fehler mache, wo ich aus Versehen doch die Grenzen anderer zu überschreiten versuche, da werden die anderen mich darauf aufmerksam machen. Die werden schon meckern. Das gibt mir die Möglichkeit, mein Tun und Denken noch einmal zu überprüfen und mich gegebenenfalls zu entschuldigen und eine andere Richtung einzuschlagen. Dazu ist das große Spiel des Lebens ja da.

Und auf welche Weise kann ich mir dieses Axiom zunutze machen?

Nun, zunächst einmal kann ich es nutzen, ein oder mehrere Leben lang, um anhand all meiner Fehler, die ich bei dem Versuche mache, es zu verstehen, meine Entwicklung voran zu treiben. Fehler sind Entwicklungsimpulse. Und dieses Axiom bietet eine Menge davon. In den etwa 10 Jahren, die ich damit zugebracht habe, dieses Axiom zu verstehen und in meinem Leben zu verwirklichen, habe ich mich unglaublich entwickelt und verändert. Ich wurde sehr viel entspannter, gelassener, heiterer, für andere erträglicher, aber auch liebevoller, respektvoller und großherziger. Wenn man nicht mehr andauernd gegen Windmühlen kämpft, indem man andere von seinen eigenen Ansichten zu überzeugen versucht, stellt sich eine ganz wundervolle Entspannung ein. Dann fühlen die anderen Menschen sich in deiner Gesellschaft wohl. Indem man das Prinzip des freien Willen mehr und mehr versteht, hört man auf, selbstgerecht und tyrannisch zu sein und wird großzügig mit all den Schwächen unserer Mitmenschen (als ob wir selbst keine hätten?!), und liebevoller im Umgang mit ihren Problemen. Das hatte bei mir auch körperliche Heilung zur Folge. Ein ewig angespannter Körper wird nicht auf Dauer gesund bleiben können. Mit jeder Entspannung in meinem Innern entspannte sich auch mein Körper und die verschiedenen Schmerzen im Rücken und in den Muskeln gingen zurück.

Und wenn du diese Entwicklung bereits gemacht hast, dann kannst du deine Pläne und Konzepte nach diesem Axiom ausrichten. Es nützt dir ja nichts, wenn du immer etwas wünschst, was nicht zu haben ist. Du kannst lernen dir etwas zu wünschen, das du bist.

Praktisch ausgedrückt könnte das zum Beispiel so aussehen: Anstatt immer und immer wieder dieselben Dienstleistungen anzubieten, die anscheinend keiner in Anspruch nehmen will und dein ganzes Geld für sinnlose Werbung herauszuwerfen, kannst du zu Konzepten und Dienstleistungen hinfinden, die viel mehr mit dir zu tun haben, die viel mehr dem entsprechen, was du wirklich willst. Dann hast du Rückenwind seitens der Kraft.

Gerade wir Selbständigen verlieren mitunter den Zugang dazu, was wir eigentlich wollen. Wir nehmen uns selber so in die Pflicht und tun so viel von all den Dingen, von denen wir glauben, wir müssten sie tun. Und dann glauben wir, wir täten, was wir wollen. Aber in Wirklichkeit tun wir das, was wir für richtig halten. Wenn wir wirklich tun, was wir WOLLEN, dann haben wir die ganze Zeit über Spaß dabei. Dann ist es uns eine Freude dies zu tun. Da kann man sich ja mal fragen, wie viel Freude habe ich wirklich daran, meine eigenen Werbetexte zu schreiben, auf Facebook meine Werbung mit 50 Gruppen zu teilen, den Blog zu schreiben, in dem ich meine Seele entblöße, das Event zu veranstalten, bei dem nur Meckerer kommen und auf Sofengo (Sofengo ist eine Plattform im Internet, auf der Webinare gegeben und genommen werden) 50 kostenlose Webinare zu geben, für Leute die dann doch nie etwas buchen? Man merkt es schon, nicht wahr? Ich spreche hier aus Erfahrung. Ich habe das auch alles erlebt. Ich schreibe das hier gern als Beispiel. Dann können andere wenigstens aus meinen Fehlern lernen. Ich bin eine fleißige Persönlichkeit und verliere mich leicht mal in der Pflicht. Pflicht ist aber nicht Wille. Es gibt eine Menge Dinge, die ich wirklich will. Zum Beispiel dieses Buch hier schreiben. Das ist keine Pflicht, ich will das. Es fühlt sich richtig und gut an, hier zu sitzen und zu schreiben. Ich will auch die Akademie. Ich will die Seminare geben, will mit meinem Team arbeiten.

Die wenigsten Menschen haben das Temperament, wirklich nicht arbeiten zu wollen. Fast alle von uns wollen sich nützlich machen in dieser Gesellschaft, weil das Leben dadurch so bereichert wird. Wir können uns fühlen, erleben, verwirklichen, stolz auf uns sein, uns beweisen, Freunde gewinnen, Kraft schöpfen – alles aus der Arbeit. Arbeit ist gut. Dies schreibe ich hier nicht zum ersten Mal. Nun ja, und wenn ich das alles begriffen habe, dann kann ich mich mit meinem Segelboot so in den Wind des Willen legen, dass die Kraft mein Boot erfolgreich voran schiebt. Ich muss mich nur getrauen, von den Dingen abzulassen, die ich nicht wirklich will. Das ist nicht einfach, aber zum Glück habe ich Zeit. Ich darf mir dafür mehrere Leben nehmen, wenn ich will.

Kapitel 4 - Axiom 3

Was die Menschen wirklich wollen, das zeigt sich nicht an ihren Worten, sondern an ihren Taten.

Dieses Axiom ist zunächst erst einmal vordergründig sehr plausibel. Fast alle Menschen, denen ich etwas darüber erzähle, nicken weise und glauben, sie hätten verstanden. Aber was dieses Axiom im Einzelnen bedeutet, zeigt sich erst in der Aktivität des Lebens. Ich möchte noch einmal wiederholen, dass uns die Axiome etwas über die Richtung erzählen, in die die Kraft fließt. Es geht hier überhaupt nicht um Moral. Es geht nicht darum zu sagen, es wäre irgendwie schlecht oder verkehrt, uneins mit den eigenen Worten zu sein und richtig, wenn Wort und Tat auf dasselbe hinweisen.

Wir hatten ja alle kein Unterrichtsfach „Wille“ in der Schule. Darüber hat man uns gar nichts beigebracht. Wie könnte es also jetzt für uns alles so klar sein? So sind wir eben als Menschen. Wir sagen A und wollen B. Aber wie genau sieht das aus?

Ein Wille hat immer eine Richtung und einen Betrag. Also, wenn du etwas willst, dann kennst du ja die Richtung, du weißt, wo du hin willst. Und das, was ich hier den Betrag genannt habe, das ist eine Kraftmenge, die zu diesem Willen gehört und mit ihm zusammen entsteht. Diese Kraft hilft dir, dein Willensziel zu erreichen. Und diese Kraft hat auch die Eigenschaft, uns Menschen sofort in Bewegung zu setzen.

Als ich ein Kind war, da wollte uns unbedingt ein Klavier haben, aber meine Eltern meinten, das sei zu teuer. Daraufhin begann ich, all mein Taschengeld zu sparen und so oft wie nur möglich etwas im Haushalt zu arbeiten. Das Geld dafür (wir reden hier von Summen wie 50 Pfennig, manchmal auch nur zwanzig) sparte ich. Natürlich ist es schwer, mit so kleinen Summen ein ganzes Klavier zusammenzusparen. Aber so nach einem halben Jahr erkannten meine Eltern, wie ernst es mir damit war und sie kauften mir ein Klavier.

Das von mir gesparte Geld fand dabei auch Verwendung. Ich hatte zu dem Zeitpunkt so in etwa 50 DM zusammen bekommen.

Es war die meinem Willen zugehörige Kraft, die es mir ermöglichte, so lange durchzuhalten und so lange aktiv zu sein. Der Wille nach einem eigenen Klavier war mit einer richtig großen Kraft gekommen.

Die Kraft, die einem Willen zugehört, ist nicht immer gleich groß. Manchmal hat man auch nur einen kleinen Willen mit einer kleinen Menge an Kraft. Wenn aber gar keine Kraft da ist, dann handelt es sich nicht um einen Willen, sondern um einen Gedanken.

Zum Beispiel gibt es ja mitunter starke Raucher, die sagen: „Ich will mit dem Rauchen aufhören", aber es geschieht dann gar nichts. Das liegt daran, dass in ihnen kein Wille entstanden ist, sondern nur ein positiver Gedanke. Dafür kann man die Menschen nicht verurteilen. Manche Dinge überfordern uns einfach von Anfang an und das verhindert die Entstehung eines echten Willen. Ich kenne eine Frau, die 40 Jahre lang Kettenraucherin war. Ihr Wille, mit dem Rauchen aufzuhören, entstand als sie Lungenkrebs bekam. Das schreibe ich hier nicht aus Angstmache. Es geht mir darum zu zeigen, was Wille ist und was nicht. Die Todesnähe verändert viele Dinge in unserer Psyche. Mitunter kann das sogar hilfreich sein.

Generell muss anerkannt werden: Wenn kein Wille da ist, dann ist erst einmal kein Wille da. Das lässt sich nicht erzwingen. Zu diesem Thema gibt es schon viele hilfreiche

Bücher und wir Schamanen haben eine ganze Menge sehr wirkungsvoller Methoden zur Verfügung dafür, wie man Wille wachsen und fühlen lernen kann.

Das aber soll hier nicht das Thema sein. Hier wollen wir das Phänomen nur betrachten, um die Axiome zu verstehen und zu nutzen.

Ich fasse noch einmal kurz zusammen: Jeder wirkliche Wille hat auch eine gewisse Kraft. Diese Kraft bringt uns in Bewegung, bringt uns zum Handeln. DESHALB kann man an unseren Taten unseren Willen ablesen. Wenn wir etwas wollen, egal was, sagen wir mal, wir wollen uns ein halbes Hähnchen vom Imbiss holen, dann werden wir aufstehen und das auch tun. Bleiben wir sitzen und tun es nicht, dann hat uns das entweder ein anderer, stärkerer Wille in uns verboten oder es war einfach kein Wille, sondern nur ein Gedanke. Wille bringt uns zum Handeln.

Und wie liest man denn nun an den Taten der Menschen ihren Willen ab? Nun, dazu muss man natürlich lernen hinzuschauen und beobachten, was die Menschen tun. Die meisten Menschen machen das gar nicht, sie beobachten nicht. Ich hatte vor kurzem ein Seminar und eine Teilnehmerin hat eine ganze Stunde lang geweint. Sie machte keine Geräusche, sondern wischte sich nur verstohlen Träne um Träne aus dem Gesicht. Und keine andere Teilnehmerin hat etwas davon bemerkt. Das meine ich, wenn ich sage, die meisten Menschen beobachten nicht. Wenn man es sich jedoch bewusst vornimmt, dann ist es gar nicht schwer. Ein Beispiel. Eine Kollegin sagt dir, sie wolle sich eine neue Arbeit suchen, aber sie kauft sich nie eine Zeitung, studiert keine Angebote, geht nicht zur Agentur für Arbeit, hört sich nicht um. Es gibt keinerlei Handlungen. Dann will sie die neue Arbeit auch nicht.

Okay, und jetzt kommen sicher die Widersprüche. Viele würden mir jetzt sagen: Aber vielleicht hat sie zu große Angst.

Ja, das kann durchaus sein. Das kann absolut stimmen, aber dann hat sie Angst, nicht Wille. Hier geht es nicht ums Bewerten, sondern ums Beobachten, dessen was da IST.

Entweder es ist ein Wille da, dann wird gehandelt, oder es ist eben kein Wille da, sondern etwas anderes.

Ich hatte einmal einen Bekannten, der immer sehr vieles versprach, aber nur das allerwenigste davon auch hielt. Ich brauchte nicht lange, um das zu beobachten, denn er war wirklich ein großer Versprecher. Andauernd versicherte er mir irgendetwas und hielt es nie. Anstatt dieses Verhalten moralisch zu verurteilen, stellte ich mich einfach darauf ein. Ich hörte nur noch mit halben Ohr zu und ging auf seine Versprechungen überhaupt nicht mehr ein. Ich glaubte sie ihm einfach nicht mehr. Es war auch nicht bösartig von ihm gemeint. Er war einfach nur jemand, der sich selbst schlecht kannte. In den Momenten, wo er Dinge versprach, war er auch überzeugt davon, dass er sie einhalten würde. Wenn das dann plötzlich tatsächlich mal passierte, dann war das eine freudige Überraschung mit Betonung auf Überraschung. Als er mitbekam, dass ich ihn nicht ernst nahm, war er ganz schön sauer auf mich. Wir hatten dann ein Streitgespräch. Er war unfähig, die Wahrheit anzuerkennen. Das lag daran, dass er nicht aufhören konnte, die Situation zu *bewerten*. In seinem persönlichen Moralkodex stellte es sich als etwas Schlechtes und Falsches dar, Versprechungen zu machen und diese dann nicht einzuhalten. Deshalb erlaubte er sich einfach nicht zu sehen, dass er seine Versprechen kaum jemals einhielt. Ich verstehe dieses Dilemma. Aber wie können wir anderen mit so etwas umgehen? Wir können uns doch nicht ein ums andere Mal immer wieder enttäuschen lassen. Er verspricht, mich abzuholen und mich zu einer

Party zu fahren, aber er kommt nicht. Ich versäume die Party. Er verspricht, mir bei meiner Buchhaltung zu helfen, aber er tut es nicht, bis meine Frist beim Finanzamt überschritten ist und ich geschätzt werde. Er verspricht, mich zu einem Seminar zu begleiten, sagt aber in letzter Sekunde ab. Ich komme nicht in das Seminar. Das geht doch nicht. Auch wenn ich als Schamanin sein Verhalten nicht verurteile und nicht moralisch bewerte, kann ich es dennoch so nicht akzeptieren, weil es mit zu vielen Nachteilen für mich selbst verbunden ist.

Also halte ich mich gelassen und wertungsfrei an das dritte Axiom. Ich beobachte, was mir seine Taten zu sagen haben und verlasse mich einfach nicht mehr auf seine Worte. Ich verlasse mich auf seine Taten. Dann kann er dennoch mein Freund bleiben und ich kann all seine anderen Qualitäten genießen und mich an ihm erfreuen, nur auf seine Worte verlassen kann ich mich halt nicht.

Viele Menschen möchten jetzt bestimmt auf die Gründe eingehen, die ihn dazu bringen, seine Versprechen zu brechen. Vielleicht wollen sie sagen: Er konnte vielleicht nicht anders…etwas anderes war in dem Moment vielleicht wichtiger.

Und dem stimme ich zu. Es gab zwei Dinge, die immer wichtiger waren. Das eine war seine Arbeit und das andere seine Erschöpfung. Und ich sage hier mit keinem Wort, dass ich das falsch finde.

Sein Wille zielte ganz offensichtlich auf seine Arbeit, immer wieder, denn dafür handelte er die ganze Zeit. Und weil er es damit übertrieb, hatte er dann auch immer wieder Burn-Out Zustände. Dann war er vollkommen erschöpft, körperlich und seelisch und brachte keine Kraft mehr auf, irgendeine Handlung zu begehen. Wann immer er eins seiner vielen Versprechen nicht einhielt, lag immer entweder das eine oder das andere gerade an. Wenn ich das einfach einmal nicht bewerte, dem kein Etikett anhänge und dies Muster für falsch, dumm oder unterentwickelt erkläre, dann habe ich hier einfach nur Beobachtungen darüber, was dieser Mann will. Und danach kann ich mich richten. Schaffe ich das, dann lebe ich hier ohne Kraftverlust. Ich weiß, viele Frauen würden dann versuchen, diesem Mann zu „helfen“ und viele haben auch zu mir gesagt: „Aber kannst du ihm denn als Schamanin gar nicht helfen?“ Meine Antwort lautet: „Ja klar kann ich das. So ein Muster zu bewältigen ist nicht schwer für uns Schamanen. Ich verweise jedoch in diesem Zusammenhang auf das Axiom Nummer 1 „Man kann nur jemandem helfen, der das auch will.“

Das würde ich auch in einer Ehe oder einer Liebesbeziehung genau so tun. Wenn der andere die Hilfe gar nicht will, wenn er dieses Muster noch weiter durchzuziehen wünscht, dann sollte ich das respektieren. Es führt nur zu Kraftverlust, sich an einem Menschen abzuarbeiten, der die Hilfe nicht annehmen will. Dieser Mann wollte das definitiv nicht. Jeglicher Versuch in dieser Richtung machte ihn wütend. Also lassen wir ihn in Ruhe und in der Obhut Göttlicher Pädagogik, die darin liegt, ihm seinen freien Willen zu gewähren, um ihm Erfahrungen zu ermöglichen. Gott kann das viel besser als wir. Wir wollen uns immer einmischen. Es fällt uns so schwer, nicht zu helfen. Aber die Göttliche Kraft gewährt es ihm, dieses Spiel so lange immer weiter zu spielen (mit allen Nachteiligen Konsequenzen), bis seine Seele endlich begriffen hat, wohin dies führt. Und dann wird er seinen eigenen Weg suchen und finden. Gott hat es deswegen leichter als wir, weil er uns in vielen Leben beobachtet und wir hier immer nur eines sehen können. Und wenn man die Entwicklungsschritte dieses speziellen Mannes im Verlaufe von 300 oder gar 1000 Jahren sehen könnte, würde man vielleicht entdecken, dass er sogar ganz schön schnell vorangekommen ist. Vielleicht waren wir selber nach der gleichen Zeit hier auf der Erde noch längst nicht da, wo er steht. Wer weiß?

Aber das Axiom Nummer drei hat noch eine zweite interessante Seite. Hier ein Beispiel dafür:

In einem Verein, in dem ich Mitglied war, hatten wir einmal die folgende Situation. Unsere Satzung besagte, dass jedes Mitglied, welches sechs Mal hintereinander nicht zu den Versammlungen erschienen war, automatisch seine Mitgliedschaft verlor. Wir hatten aber stets ein Auge darauf und schickten den Personen vorher Emails, um sie darüber zu informieren, wenn sie bereits fünf Mal gefehlt hatten. Und wir erwähnten es auch in den Protokollen. Eine Frau fehlte sogar sieben Mal hintereinander und reagierte nicht auf die Protokolle und E-Mails, weil sie sie nicht gelesen hatte. Als wir uns dann begegneten, kam es zu einer Diskussion. Sie war enttäuscht, dass sie nun ihre Mitgliedschaft verloren hatte und fragte: „Aber kann ich denn nicht Mitglied sein, ohne zu kommen und ohne die Protokolle und E-Mails zu lesen?"

Unsere Taten sagen nicht nur den anderen etwas über unseren Willen, sondern uns selbst ja auch. Wenn sie über ein halbes Jahr lang keine Lust oder Zeit gefunden hatte, zu den Versammlungen zu kommen, wenn sie keine Lust oder Zeit gefunden hatte, die Protokolle zu lesen oder die E-Mails und, wenn sie in der ganzen langen Zeit auch mit niemandem von uns telefonieren wollte, so ist sie doch an uns überhaupt nicht interessiert. Dann stehen andere Menschen und Dinge in ihrer inneren Prioritätenliste weit über uns. Mit anderen Worten, sie WILL uns doch gar nicht mehr. Ihre Taten belegen das ganz eindeutig. Sie hatte nur selbst noch nicht erkannt, dass es keinen Willen in ihr gab, der in unsere Richtung zeigte.

Wir haben ja auch die Möglichkeit, einfach einmal auf unsere eigenen Taten zu blicken. Schaffen wir es, uns selbst dabei nicht zu verurteilen, werden wir herausfinden, was wir die ganze Zeit über wirklich gewollt haben. Es könnte eventuell sein, dass dieser Blick doch mit einem gelinden Schock verbunden ist. Aber es wird ein heilsamer Schock sein, also lasse dich nicht abhalten. Hier ein paar Beispiele.

Es kommt immer wieder vor, dass krebskranke Menschen zu mir kommen und mich bitten, sie zu heilen. Und dann tun sie alles Mögliche, um diese Heilung zu behindern. Das ist ein bekanntes Phänomen gerade bei dieser speziellen Krankheit. Was ist da los? Diese Menschen wollen sterben. Das ist ihnen jedoch nicht bewusst. Ihr Ego sagt, ich will leben, heile mich. Aber ihr Wille hat bereits eine andere Entscheidung getroffen. Wie oft ich das bereits erlebt habe! Ich habe aber auch das Gegenteil erlebt, Menschen die sehr intensiv und kraftvoll gehandelt haben, und das taten, was ihnen für ihre Heilung als das richtige erschien. Nicht jeder, der diese Krankheit bekommt, will sterben. Und viele tun es dann auch nicht.

Es gibt auch jene Menschen, die all ihren Freunden und Verwandten immer vorjammern, wie schlecht es ihnen geht und die dann nie etwas dagegen unternehmen. Was wollen die denn eigentlich? Nun, wenn wir uns anschauen, was für Handlungen da vorliegen, dann sehen wir: Anderen etwas vorjammern ist ja auch eine Handlung. Ihnen die Zeit und Kraft rauben durch die ewig gleichen Tiraden, das ist auch eine Handlung. Und wenn ich diese Handlung sehe, dann gehe ich davon aus, dass es *dies* ist, was jener Mensch *will.* Das muss mir nicht gefallen und ich bin keineswegs gezwungen, das Spiel auch mitzuspielen. Mache ich auch nicht. Aber dieser Mensch gibt uns doch klare Hinweise auf seinen Willen. Psychologisch Interessierte können ja darüber nachdenken, warum das so ist. Hier interessiert uns erst einmal nur die reine und schlichte Beobachtung. Dieser Mensch will von der Energie und Aufmerksamkeit anderer leben und ihnen seine Leiden immer wieder vorjammern. Für einen Schamanen ist es wichtig, solche Dinge erkennen zu können und zwar ohne sie zu verurteilen. Wir brauchen das nicht zu verurteilen. Jeder hat seine Macken. Es gibt nicht das tugendhafte und das böse Ego. Ego ist nie gut, besonders nicht, wenn es unbewusst ist. Ob wir nun einen Helferkomplex mit uns herumschleppen oder einen Größenwahn, keines von beiden wird uns heilen und die anderen auch nicht. Es sind einfach nur kleine Spiele im großen Spiel des Lebens.

Aber wenn so ein Mensch, der bisher nur gejammert hat, den Weg zu mir findet, dann bin ich ja auch aufgerufen, ihm zu helfen, so ich kann. Zu einem Schamanen zu kommen, einen Termin zu machen, diesen einzuhalten und zu bezahlen, das sind Taten. Diese Taten sagen mir, dass es da auch einen Willen geben muss, der Veränderung will. Es sei denn ich bin zu billig. Wenn ich nur 20 Euro pro Sitzung koste, ist es das den Menschen vielleicht wert, mich für diesen Betrag vollzujammern und meine Aufmerksamkeit zu ziehen. Darauf muss ich natürlich achten. Doch wenn wir einmal davon ausgehen, dass es hier nicht darum ging, das alte Muster beim Schamanen fortzusetzen, sondern wirklich Veränderung zu erschaffen, dann ist es für mich eine wichtige Information, wie diese Person bisher gelebt hat und mit ihren Problemen umgegangen ist. Ich suche ja nach dem Wind der Kraft, um dem Klienten zu helfen, das Segelboot seines Lebens in diesen Wind hinein zu manövrieren. Ich kann ihm nicht einfach erzählen, dass er das *wollen muss*. Wille kann man nicht erzwingen. Wir beginnen mit dem Willen, den wir vorfinden und arbeiten uns voran.

Doch kehren wir noch einmal zu uns selbst und unserer mutigen Selbstbetrachtung zurück. Was machen wir denn, wenn wir auf unsere Taten bzw. unseren etwaigen Mangel an Taten blicken und entdecken, wir haben das, wovon wir glaubten es zu wollen, anscheinend nie wirklich gewollt.

Jedenfalls haben wir nie wirklich dafür gehandelt. Was dann?

Dann wird es Zeit, die Wahrheit zu akzeptieren. Hier kommen wir zu dem Punkt, wie wir uns das Axiom zunutze machen können. Stelle dir vor, ich hätte immer geglaubt, dass ich – was weiß ich – Sängerin werden will. Und nun entdecke ich, dass ich nur davon geträumt habe. Ich habe mich nie mit Musik beschäftigt, bin in keinen Chor gegangen, habe keine Musikstunden genommen, keine Stimmbildung gemacht, habe mich weder im Studium noch in der Abendschule um Weiterbildung zu diesem Thema bemüht. Ich habe nur geträumt. Dann wäre es wirklich verkehrt, jetzt all die Dinge auf Zwang nachzuholen. Wenn das gar nicht wirklich mein Wille ist, wird so ein Akt der Disziplin mich nur total erschöpfen. Ich schwimme gegen den Strom meiner Kraft. Ich sollte meine inneren Tatsachen akzeptieren. Ich wollte gar nicht Sängerin werden, ich wollte davon träumen, Sängerin zu SEIN. Das war offenbar ein Wille in mir: Ich wollte träumen. Wenn ich diese Tatsache anerkenne, öffnen sich dadurch Türen zu noch viel mehr Einsichten. Ich fantasiere hier mal ein paar Möglichkeiten.

Also, ich erkenne, dass ich nur träumen wollte und stelle mir die Frage: Kim, warum wolltest du denn lieber träumen statt zu leben? Bei der Erforschung dieser Frage entdecke ich vielleicht eine latente Depression, deren Anwesenheit ich nie bemerkt hatte. Was ich nicht bemerke, kann ich auch nicht zum Thema machen und heilen. Jetzt kann ich es.

Vielleicht entdecke ich auch etwas anderes. Zum Beispiel, dass ich mir niemals wirklich zugetraut habe, eine Sängerin zu werden. Es wäre doch furchtbar, wenn ich eine so wichtige Tatsache in mir selbst nie herausfinden würde. Einen solch eklatanten Mangel an Selbstwertgefühl, will ich doch heilen! Dann würde in mir vielleicht ein Wille entstehen, mich selbst zu heilen und zu stärken. Und schon bin ich in einer gesunden Aktivität.

Vielleicht entdecke ich auch noch etwas anderes. Vielleicht wird es mir bei dieser Selbstbetrachtung bewusst, dass ich die Stimmen meiner Eltern in mir habe, die mir ins Ohr flüstern: Das schaffst du sowieso nie. Wenn ich dies endlich bemerke, habe ich endlich die Möglichkeit, mich von so einer Prägung zu befreien. Und danach wird man sehen, was für Willen sich zeigen werden.

Vielleicht entdecke ich auch bei meiner Selbstbetrachtung – endlich –, dass ich gar nicht begabt genug bin, um Sängerin zu sein. Dafür braucht man mehr als Träume, das erfordert echtes Talent. Aber auch diese Erkenntnis wird mir weiterhelfen. Sicher, es wird wohl nicht ganz leicht zu schlucken sein, anzuerkennen, dass ich nicht talentiert genug bin. Aber das würde zumindest mich zu der Frage führen: Okay, Kim, und wozu hast du denn Talent? Bei der Beantwortung dieser Frage entdecke ich dann mein Talent zur weisen Frau.

Die Türen öffnen sich durch die Wahrheit. Und ohne Wertung und Verurteilung ist die Wahrheit auch gar nicht schlimm.

Wir haben bei der Diskussion der beiden ersten Axiome erkannt: Die Kraft folgt dem Willen. Nun sehen wir außerdem: Die Taten zeigen uns den Willen. Das wird hilfreich sein, wenn wir selbst unser Segelboot in den Wind des Willen legen wollen.

Wenn ich versuche Sängerin zu werden, obwohl ich nur mäßig begabt bin, weil mein Ego mir sagt, ich muss das tun, dann werde ich immer gegen den Wind rudern. Wenn ich stattdessen meinen Willen erkenne, dann habe ich meinen eigenen, inneren, eingebauten Wind, der mich voranträgt ohne große Mühe.

Wenn ich meine Zeit damit vergeude, von anderen zu erwarten, dass sie NICHT für ihren Willen handeln, (sondern für das, was sie mir versprochen haben) dann wird da nie ein Wind sein, der mich trägt. Ich kann das verurteilen, mich darüber aufregen oder es bejammern, aber da ist einfach keine Kraft, die mein Boot vorantreiben könnte. Ich dümple in der Flaute. Das wäre Verschwendung von Lebenszeit.

Nehmen wir doch lieber wieder Fahrt auf, indem auch wir unserem Willen folgen.

Kapitel 5 - Axiom 4

Tu immer was du willst und trachte stets danach dabei so wenig wie möglich weh zu tun.

Da wir ja inzwischen erkannt haben, dass der jeder Wille seine eigene Kraft besitzt und die Kraft sich immer in Richtung des Willen bewegt, bedarf es nun keiner großen Erklärung mehr, warum wir Schamanen es als wichtig erachten zu tun, was wir wollen. Aber auch dieses Axiom ist im Grunde nicht richtig formuliert. Es klingt wie ein Appell, oder ein Gebot, was es aber nicht sein soll. Ich habe seinerzeit diese Formulierung gewählt, um die Botschaft zu vereinfachen. Wenn ich hier einmal den Versuch unternehme, dieses Axiom so zu formulieren, dass es mehr seiner wahren Eigenschaft als Naturgesetz entspricht, dann müsste es folgendermaßen lauten:

Der leichteste, kürzeste, schmerzfreieste und kraftvollste Weg durch das Leben, ist jener Weg, der immer und stetig dem Willen folgt. Die Willensgrenzen anderer dabei zu respektieren und zu beachten, führt zu weniger Problemen und vereinfacht den Weg.

Ich sprach ja bereits in Kapitel 2 davon, dass der freie Wille sich zwischen zwei Grenzen bewegt. Mein freier Wille endet dort, wo der freie Wille eines anderen beginnt. Diese Grenze sollte ich lernen zu respektieren. Und der freie Wille der anderen endet dort, wo mein freier Wille beginnt. Diese Grenze sollte ich lernen zu verteidigen. Auf unserem Weg durch unser Leben werden wir, was diese zwei Grenzen betrifft, eine Menge Fehler begehen. Das ist nicht schlimm. Fehler machen ist das Vorrecht der Menschen. Selbst, wenn wir uns wirklich aufrichtig darum bemühen, diese Grenzen zu verstehen und zu berücksichtigen, wird es Momente geben, in denen wir das entweder einfach nicht schaffen können oder in denen wir die Situation nicht schnell genug verstehen können. Deshalb besagt meine ursprüngliche Formulierung auch, wir sollten danach *trachten*, anderen so wenig wie möglich weh zu tun. Die Formulierung impliziert bereits, dass wir es nicht immer schaffen werden. Und hinzu kommt, dass es immer wieder Menschen geben wird, die geradezu darauf bestehen, sich an uns weh zu tun. Wenn sich zum Beispiel ein Mann unsterblich in mich verliebt, ich diesen Mann aber nicht zum Partner will, dann wird ihm das weh tun. Ich kann das nicht verhindern. Egal, wie liebevoll ich ihm meine Absage auch formuliere, es bleibt eine Absage. Ich kann mich aber auch nicht aus Mitleid mit ihm zusammentun. Denn damit würde ich mir selbst eine Absage erteilen und mir selbst weh tun. Ich will ja als Schamanin dem Willen folgen und in der Kraft leben. Ich will aber meine Mitmenschen auch nicht verletzten. Was tun wir im Falle eines solchen Interessenkonfliktes? Wir folgen trotzdem unserem Willen, weil dies das einzig richtige ist und bemühen uns um den Menschen, den wir verletzen mussten.

Dieses Axiom zeigt uns auch, warum wir als Schamanen keine Moral brauchen. Wenn wir dies Axiom richtig verstanden haben, ersetzt es die meisten moralischen Regeln. Dem Willen zu folgen und zugleich den Willen anderer zu respektieren bedingt ja zum Beispiel auch, dass wir nicht stehlen. Einem anderen etwas weg zu nehmen, tut ihm weh, nicht seinem Körper, aber seinem Herzen. Und es verstößt gegen den Respekt vor seiner Willensgrenze. Deshalb haben wir als Schamanen guten Grund, so etwas nicht zu tun. Schon Immanuel Kant hat ja in seinen Axiomen dargestellt (wenngleich auch höllisch umständlich), dass es nicht in unserem Sinne sein kann, andere zu verletzen zu bestehlen oder zu belügen. „Handle stets nach jener Maxime, von der du zugleich wollen kannst, dass sie ein allgemeines Gesetz werde“. Ich sage hier genau dasselbe.

Es ist nicht in meinem Sinne, andere zu belügen. Natürlich gibt es reichlich Menschen, die genau dies tun und meinen, sie würden sich dadurch Vorteile verschaffen. Und ebenso gibt es Menschen, die stehlen, morden, verletzen, die Umwelt verschmutzen, Kriege um des Geldes willen beginnen und andere darin sterben und kämpfen lassen. Ja, das gibt es alles reichlich auf dieser Welt. Aber all dieses Verhalten ist doch nur nötig bzw. wird für nötig gehalten, weil die Menschen das Gesetz des freien Willen nicht verstanden haben. Und es fehlt wohl auch an Entwicklung. Das ist ja auch nicht so einfach. Für unsere Welt ist es schon erst einmal ein toller Fortschritt, wenn alle Schamanen diese Axiome verstehen und nach ihnen leben.

Stellen wir uns einmal so einen superreichen Milliardär vor, der irgendwelchen Geschäften nachgeht, die wir als absolut unfair und mies erachten würden. Dieser Mann scheint doch seinem Willen zu folgen und zwar resolut, ohne Rücksicht auf die Willen anderer. Doch das scheint nur so. Wenn wir genauer hinsehen, erkennen wir ein ganz anderes Bild. Den allergrößten Teil seiner Zeit verbringt dieser Mann mit Dingen, die gar nicht seinem Willen entsprechen, sondern seinem Denken. Er tut das, wovon er meint, es müsse getan werden, damit er seinen Willen bekommt. Er trifft sich mit einflussreichen Menschen (auch wenn er sie nicht leiden kann, aber er braucht sie für seine Pläne), er gibt Partys für sie, die zwar wie Partys aussehen, aber reine Geschäftsveranstaltungen sind, die ihn auch gebührend anstrengen. Er hält sich solche Menschen bewusst und systematisch als Freunde, geht zu allerlei gesellschaftlichen Anlässen, von denen er sich etwas verspricht. Er jongliert mit seinem Geld, investiert hier in gezielte Werbung, verteilt dort gezielt Geschenke an bestimmte Personen, vielleicht Politiker, streitet sich mit dem Vorstand herum, kämpft hier, intrigiert da und manipuliert dort. Hinter dem ganzen Reichtum verbirgt sich unendlich viel von dieser Arbeit. Wie lustig kann es sein, sich mit egoistischen, egozentrischen vom Ehrgeiz zerfressenen Menschen zu umgeben, sie zu hofieren, sie wie Freunde zu behandeln und mit ihnen zu lachen, wenn sie einen schlechten Witz gemacht haben? Sicher wird es auch schöne Momente im Leben eines solchen Mannes geben, Momente des Siegens vielleicht, in denen er sich großartig fühlt. Aber die meiste Zeit ist er am Streben und Kämpfen. Vielleicht kann er seine Frau inzwischen nicht mal mehr ausstehen, aber sie ist in ihrer Schönheit sein Statussymbol. Dafür braucht er sie. Ganz viele Dinge seines Lebens sind inzwischen Statussymbole, die einfach da sein müssen, um mit den Menschen verkehren zu können, die ihm etwas bringen. Das alles will erhalten werden, muss gepflegt und versorgt werden, kostet viel Geld, das er wiederum einbringen muss. Auch so ein Mann steckt in der Tretmühle fest nur auf hohem, finanziellem Niveau. Ich besitze ein Seminarhaus in Altensalzwedel, etwa 500 qm Wohnfläche und 2600 qm Grundstück. Das ist nichts gegen den Besitz eines Milliardärs, aber auch das will gepflegt werden. Besitz macht Arbeit. Ich putze, wische Staub weg, entferne Spinnweben, die sich vor allem in den Räumen schnell bilden, in denen ich nicht oft bin. Ein Raum, der nicht betreten wird, verkommt mit der Zeit. Ebenso der Garten, den ich für die Seminare als Parkgarten angelegt habe. Ich mähe den Rasen, trimme die Ränder, beschneide die Büsche und Hecken, bepflanze die Pflanzkästen vor und hinter dem Haus, kümmere mich um Klärgrube, Heizung und Wasservorräte und vieles mehr. Und ich habe bloß dies eine Haus. Sicher, der reiche Mann kann Leute einstellen, die das alles für ihn tun, aber die müssen beaufsichtigt und angeleitet werden. Dafür stellt er wiederum Leute ein. Die müssen eingestellt werden, denn Bewerbungsgespräche müssen geführt, Lebensläufe geprüft werden. Dafür stellt er wieder Leute ein. Die alle kosten Geld, das er dann wiederum verdienen muss. Besitz fordert. Je mehr Besitz du hast, umso mehr wirst du gefordert. Das ist für einen Milliardär keineswegs anders. Es ist ein beständiges Hasten und Streben und nur das wenigste von all den Taten entspricht seinem Willen. Ich habe den Eindruck, ich habe es noch nicht deutlich genug formuliert. Wenn ich einen Willen fühle und ich folge ihm. Und dann muss ich aber dafür in 90% meiner Zeit Dinge tun, die ich eigentlich nicht will, dann folge ich gar nicht mehr meinem Willen, sondern gehorche der Pflicht und der Notwendigkeit. Dann bin ich schon längst aus dem Wind der Kraft herausgerutscht und es wird mühselig und anstrengend. Ich erlebe das natürlich auch; zum Beispiel, wenn es um meine Buchhaltung geht. Das macht mir überhaupt keinen Spaß und ich würde vermutlich gar nicht die Disziplin aufbringen, meine Buchhaltung zu machen, wenn mir Jana nicht dabei helfen würde. Jana ist eine der Lehrerinnen in der Akademie und auch Mitglied im Stamm der Weisen und gute Freundin. Sie hilft mir im Büro, wir helfen uns gegenseitig. Dadurch, dass wir bei dieser Arbeit zusammen im Büro sind, gemeinsam dabei Kaffee trinken, uns unterhalten und austauschen, gewinnt diese Tätigkeit wieder an Attraktivität für mich. Allein schon bei so einer ungeliebten Arbeit nicht alleine sein zu müssen, ist hilfreich und kurbelt den Willen wieder an. Und ich bezahle sie dafür. Gäbe es aber noch mehr solcher Bereiche in meinem Projekt, und müsste ich noch mehr Leute einstellen, um meinen Willen zu stärken und aufzubauen, dann würde ich das Projekt hinterfragen. Dann würde ich mich fragen, ob ich das denn wirklich will, wenn es doch so viele Bereiche darin gibt, die ich alle im Einzelnen nicht will. Dieses Hinterfragen findet in der Welt aber zumeist nicht statt. Die Menschen sehen nur ihr Ziel und denken, sie müssten allerlei ungeliebte Dinge auf sich nehmen, um dieses Ziel zu erreichen. Ich verstehe das sehr gut. Diesen Fehler habe ich früher auch gemacht und er hat sogar dazu geführt, dass ich in die Insolvenz gerutscht bin. Tatsächlich habe ich das Prinzip des freien Willen erst dadurch wirklich verstanden. Jedes Mal, wenn ich einer Tätigkeit nachgehe, die ich gar nicht will, verliere ich den Wind aus den Segeln und rudere mit meiner eigenen Kraft voran. Kein Wunder, dass man dann nicht mehr besonders erfolgreich ist. Als ich das damals erkannte, am Tag nach meinem Offenbarungseid, als ich ohnehin glaubte, alles verloren zu haben, da überdachte ich mein Projekt noch einmal ganz neu. Und ich entfernte alle möglichen Tätigkeiten aus dem Projekt, auf die ich nie Lust gehabt hatte. Ich fand es immer so schrecklich, all die Werbetexte zu schreiben und Anzeigen zu gestalten und immer unter Termindruck, denn Zeitschriften haben ihre Deadlines. Da ich nun meinte, ohnehin alles verloren zu haben, hörte ich einfach damit auf. Keine Werbungen mehr für teures Geld, keine auf Krampf zusammengeschusterten Texte, keine in letzter Sekunde fertig gestellten Anzeigen mehr. Keine Sitzungen mehr, die ich gar nicht wollte, kein Hofieren von Klienten mehr, die mir total unsympathisch waren. Keine esoterischen Seminare mehr. Und was passierte? Es ging meinem Projekt sofort etwas besser. Es hat dann noch Jahre gedauert, vor allem auch bis ich selber vollkommen verstanden hatte, was mir fehlte; aber in diesen Jahren ging es meinem Projekt kontinuierlich immer etwas besser und besser. Der Steigungswinkel von nur 1 % macht zunächst nicht viel her, ist aber dennoch sehr hilfreich, wenn er stetig bleibt. Irgendwann war die Insolvenz dann beendet und mittlerweile steht mein Projekt auf eigenen Beinen gut da. Und ich kann meinem Willen folgen von Augenblick zu Augenblick. Gewiss, es gibt Termine, die eingehalten werden müssen. Wenn ich eine Sitzung anberaumt habe, dann werde ich diese Sitzung auch geben. Aber ich lebe nicht von diesen Sitzungen und muss daher auch nicht viele Termine einhalten, die womöglich gegen meinen Willen sein könnten. Die meiste Zeit über folge ich meinem Willen. Ich mähe den Rasen mit meinem kleinen Aufsitzrasenmäher und habe nicht nur großen Spaß daran, sondern schöpfe Kraft daraus, ich gestalte meinen Garten und liebe ihn. Ich putze im Haus herum, wenn ich gerade Bewegungsdrang habe, schreibe an meinen Büchern, wenn ich dazu gerade inspiriert bin, mache die ganze Seminararbeit im Team, was mich sehr freut und innerlich bereichert. Ich konzipiere, plane, organisiere, telefoniere, kommuniziere, halte Vorträge und mache so vieles mehr. Und die allermeiste Zeit kann ich diese Dinge genau dann machen, wenn ich Lust dazu habe oder anders ausgedrückt: Wenn ich es gerade tun will.

Ich will hier nicht behaupten, dies sei das einzige Rezept für geschäftlichen Erfolg. Es gehören auch noch ganz andere Dinge dazu, erfolgreich zu werden. Aber immerhin, wenn du das Prinzip des Willen verstanden hast und wenn es dir gelungen ist, dir eine persönliche Lebenssituation zu erschaffen und aufzubauen, die es dir ermöglicht zumindest einen großen Teil deiner Zeit im Willen zu leben, dann wird alles viel, viel leichter und du bewegt dich auf deine Ziele zu, ohne permanent kämpfen zu müssen. Und wenn du elegant vom Wind der Kraft auf deine Ziele zugeschoben wirst, dann ist es nicht mehr erforderlich, andere zu belügen, zu betrügen und zu bestehlen. Das tun die Menschen doch nur, weil sie meinen, ihre Ziele anders nicht erreichen zu können. Erschaffe dir ein solches Umfeld und du lebst mitten in dieser Welt in einem kleinen Paradies. Okay, ich sehe natürlich völlig ein, dass es in dieser Welt noch viele andere Themen gibt, an denen gearbeitet werden muss. Menschen stehlen und betrügen ja nicht nur, weil sie denken, sonst nicht zum Ziel zu kommen. Sie haben darüber hinaus auch noch eine Fülle anderer sozialer Probleme, die eine Rolle spielen. Das ist mir natürlich bewusst, aber denen ist dieses Buch nicht gewidmet. Hier geht es um die Axiome, wie sie funktionieren und wie wir sie für uns nutzen können. Das vierte Axiom wird für dich immer wesentlich besser funktionieren, wenn du dich entschließt, die Willensgrenzen der anderen zu respektieren. Jedes Mal, wenn du gegen den

Willen eines anderen Menschen verstößt, wird dieser sich dagegen wehren, oder zumindest sich zu wehren versuchen. Damit erschaffst du dir Ärger, Probleme, evtl. Gerichtsverfahren, Streitereien, viele Stunden, in denen du dich gedanklich und emotional damit auseinandersetzt. Dies sind alles Zeiten, in denen du nicht deinem Willen folgend kannst, weil dieses Thema sich wichtig macht und sich in den Vordergrund drängt. Es kann überhaupt nicht in deinem Sinne sein, bewusst gegen den Willen anderer zu handeln, denn die Folgen sind nicht in deinem Sinne.

Viele Menschen bemerken das einfach nicht. Sie stürzen sich aus Rechthaberei immer wieder in solche Gefechte. Und dann reagiert immer der eine auf den anderen. Dann hat der Ex-Mann wieder einen Brief geschrieben auf den sie meint, reagieren zu müssen. Dabei schreibt sie ihm dann etwas, worauf er wiederum mit irgendeiner Boshaftigkeit reagiert, und dann reagiert wiederum sie. Was passiert denn da eigentlich? Dem langfristigen Willen kommt ein kurzfristiger Wille in die Quere, nämlich der Wille Recht zu haben und sich durchzusetzen.

Klar, dann handelst du ja auch nach deinem Willen, allerdings nicht wirklich, nur ganz vordergründig. Wir kommen später noch zu dem Axiom, das etwas über die Konsequenzen sagt. Es ist ja bestenfalls nur mein halber Wille, nach dem ich gehandelt habe, wenn er mir immer wieder Konsequenzen einbringt, die ich dann aber nicht will.

Eigentlich sind diese zwei besagten Grenzen des freien Willen wunderbar geeignet, uns auf dem richtigen Weg zu halten.

Wann immer ich die Grenzen zum freien Willen eines anderen überschreite, sei es, indem ich ihn bestehle, hintergehe, belüge oder was auch immer, wird es eine Reaktion darauf geben, die mich in meiner Vorwärtsbewegung stört. Also, wenn ich zum Beispiel meinem Nachbarn die Gartengeräte klaue, ohne dass er es mitbekommt, dann kann er ja nicht sofort mit dem Finger auf mich zeigen und mich als Diebin beschimpfen. Aber der Moment wird kommen, in dem er mich in Verdacht hat. Man wird sich von mir zurückziehen, mir nicht mehr vertrauen, mir nicht mehr helfen, wenn ich Hilfe benötige. Man wird den anderen im Dorf davon berichten und auch sie ziehen sich dann zurück. Und am Ende bin ich ganz einsam. Darauf hätte ich erstens keine Lust und zweitens zieht der Wind meines persönlichen Willens nicht in Richtung Einsamkeit, sondern immer in Richtung Gemeinschaft. Ich würde mir selbst also mehr als nur ein Bein stellen.

Oder wenn ich meine Klienten manipulieren würde. Die meisten würden das wahrscheinlich nicht sofort direkt bemerken, aber sie würden sich seltsam unwohl mit mir fühlen und nicht mehr wiederkommen wollen.

Oder, wenn ich beginne, Menschen zu bevormunden - auch das ist eine Form, die Willensgrenze anderer zu überschreiten – dann kriege ich von ihnen sogar heftig Gegenwind, denn bevormundet werden, will keiner.

Wie ich es auch drehe und wende, es kann nicht in meinem Sinne sein, die Grenzen anderer zu überschreiten. Das hat ja auch Kant schon geschrieben und das ist lange her. Vielen Menschen fehlt es da einfach noch an Bewusstsein. Sie handeln und denken nur für den Moment. In dem Augenblick, da sie die Harke des Nachbarn stehlen, ist das „gut“, weil sie jetzt ihr Laub damit wegharken können. Was morgen ist, lassen sie unbedacht. Aber Schamanen haben Bewusstsein und Weitsicht. Für uns ist es nicht sinnvoll, anderen weh zu tun.

Kapitel 6 - Axiom 5

Jeder Schamane ist sich bewusst, dass er selber der Schöpfer und Architekt seiner Welt ist und trachtet danach die volle Verantwortung dafür zu übernehmen.

Diese Aussage gehört zu jenen viel beschworenen und wenig verstandenen Phänomenen. Wir erschaffen uns alles selbst, das Gute wie das Schlechte. Und das gilt keineswegs nur für Schamanen. Das gilt für alle modernen Menschen. Es gilt auch für die Menschen, die zu mir als Klienten kommen. Natürlich sind sich die meisten Menschen nicht darüber klar, dass sie sich ihre jeweiligen misslichen Lagen selbst erschaffen haben und noch weniger können sie die Frage beantworten, *wie* sie das denn gemacht haben. Ich hingegen kann das bei den meisten meiner Klienten schon nach sehr kurzer Zeit mühelos erkennen. Ich unterhalte mich eine Weile mit ihnen, stelle ein paar gezielte Fragen und schon zeigt es sich.

Wir erschaffen uns Ereignisse durch:

Unsere Taten,
unsere Worte,
unsere Urteile,
unsere Glaubensmuster,
unsere Entscheidungen,
unsere Gefühle,
unsere Gedanken,
unsere Willen,
unsere Muster
unsere Eigenschaften,
unsere Verleugnungen
unsere Traumata
unser Nicht Handeln und nicht Sprechen

Vielleicht fehlt in dieser Liste noch etwas, aber sei es drum. Diese Liste zeigt schon einiges. Wir handeln beispielsweise. Das löst etwas aus, Reaktionen in der Welt, bei unseren Mitmenschen. Die Handlungen ziehen Konsequenzen nach sich. So werden Situationen erschaffen.

Hier einmal ein Beispiel.

In einem meiner Seminare waren zwei Frauen, die sehr schnell Freundschaft mit einander schlossen. Nennen wir sie einmal Lena und Carola. Das sind natürlich nicht ihre richtigen Namen. Ich berichte dieses Beispiel so, wie sie es mir erzählt haben.

Nun gab es einmal ein Missverständnis zwischen den beiden. Lena hatte sich einen Übungsplatz im Garten, in der Sonne gesucht, war aber dort noch nicht angelangt. Sie war noch kurz im Seminarraum hängen geblieben und unterhielt sich mit zwei anderen Frauen. Carola kam dazu und frage Lena, ob sie sich dazu setzen könne. Lena antwortete: „Ich sitze gar nicht hier", erinnerte sich daran, dass sie ja jetzt ihre Übung machen wollte und eilte in den Garten. Das wurde von Carola völlig missverstanden. Carola fasste es als Ablehnung auf, als wollte ihr Lena zu verstehen geben, dass sie keine Lust habe, mit ihr zu üben. Sie fühlte sich davon zutiefst verletzt. Lena wiederum spürte, dass irgendetwas mit Carola jetzt nicht mehr stimmte, fasste das, was sie da fühlte, aber als Hass auf. Es kam ihr vor, als würde Carola ihr eine riesige Front aus Hass entgegen senden. Das verunsicherte sie, so dass sie sich nicht mehr traute, Carola anzusprechen. Carola wiederum registrierte natürlich, dass Lena sie nicht mehr ansprach und deutete es als weitere Ablehnung und fühlte sich noch verletzter. In der Pause begab sie sich in eine stille Ecke des Gartens in der Hoffnung, Lena würde ihr nachgehen und das Gespräch suchen. Lena bemerkte dies auch, glaubte aber, Carola wolle allein sein. Sie dachte sich:

„Schade, ich hätte gern mit ihr darüber gesprochen, aber sie will wohl allein sein". Als die beiden sich schließlich an mich wandten, war es schon fast zu spät. Die Fronten hatten sich so verhärtet, dass es beinahe nicht mehr möglich gewesen wäre, sie aufzubrechen. Ich fragte Carola, die mir verletzter vorkam als Lena: „Was wünschst du dir?" Sie war aber nicht in der Lage, dies zu beantworten und insistierte immer nur, Lena hätte sie so verletzt.

Es dauerte eine Weile, bis wir das Puzzle gemeinsam zusammengesetzt bekamen. Aber es ist ein tolles Beispiel für unsere unbewusste Schöpferkraft. Betrachten wir es einmal genauer.

Die Geschichte fing damit an, dass Lena zu Carola gesagt hatte: „Ich sitze gar nicht hier." Dann war sie hinausgelaufen. Ein Satz und eine Tat. Wie kam es dazu, dass dies so missverstanden wurde? Carola hatte bereits viele Ablehnungserlebnisse in ihrem Leben und war bereits nachhaltig verletzt. Durch den Schleier alten Schmerzes hindurch, war ihre Wahrnehmung getrübt. Ohne dieses alte Trauma hätte sie wahrscheinlich erkannt, dass es ja gar keinen Grund gab, warum Lena sie so urplötzlich ablehnen sollte. Sie wäre dann von allein darauf gekommen, dass Lenas Reaktion etwas anderes bedeuten müsse.

(Kleines Zwischenbeispiel als Unterbrechung: Eine Seminar-teilnehmerin hatte registriert, dass meine Handtücher alle schon ziemlich alt und teilweise sogar etwas löchrig waren. Sie fragte mich sehr höflich, ob sie die Erlaubnis habe, mir einige Handtücher zu schenken. Ich nahm das Angebot an und sie brachte mir mehrere Handtücher. Drei Monate später kam sie dann aber noch einmal mit einem halben Koffer voller Handtücher. So viele brauchte ich nun auch wieder nicht. Ich verschenkte sie an einen jungen Mann im Dorf, der gerade seine erste eigene Wohnung bezogen hatte und dem noch vieles zum eigenen

Hausstand fehlte. Als die Teilnehmerin von anderen hörte, dass ich die Handtücher verschenkt hatte, fand sie das komisch. Sie hatte inzwischen auch völlig vergessen, dass sie mir ja schon zuvor einige Handtücher geschenkt hatte. Nun sah es für sie so aus, als hätte ich erst zugestimmt, und mich dann des Geschenkes hinter ihrem Rücken wieder entledigt. Aber diese Frau hatte kein Trauma an der Stelle und konnte darum auch klar denken. Sie sagte, sich: Dafür muss es einen Grund geben, ich werde Kim fragen. Und das tat sie dann auch. So konnte ich sie daran erinnern, dass sie mich doch zuvor bereits reichlich bestückt hatte und die Sache aufklären.)

Doch zurück zu Lena und Carola.

Carolas Trauma hatte also ein Missverständnis erzeugt. Das ist bereits ein Schöpfungsakt. Wir sollten das beachten.

Ihr Schmerz über die Verletzung war so heftig, dass Lena es fühlen konnte. Sie missdeutete es jedoch als Hass. Warum? Weil sie ihrerseits ebenfalls ein altes Ablehnungstrauma in sich herum trug. So konnte nun sie hier nicht klar denken. Sonst wäre es ihr ja aufgefallen, dass Carola keine Veranlassung hatte, sie zu hassen.

Der vermeintliche Hass machte ihr Angst, also ging sie Carola während des Seminars aus dem Wege. Dies ist eine Tat, die auf dem Gefühl der Angst basiert. Gefühl und Tat schaffen hier gemeinsam. Sind Schöpfer der weiteren Situation. Carola sagte später: "Sie hat mir die ganze Zeit über den Rücken zugekehrt". Das erzeugte weitere Verletzungsgefühle bei Carola und die Sache begann, sich ernsthaft zuzuspitzen. Auch dies ist eine Schöpfung.

Dann auch noch die Sache mit dem Garten. Carola will, dass Lena ihr nachkommt, sagt dies aber nicht. Hier haben wir eine Tat (sie geht in eine stille Ecke des Gartens) und ein

Nicht sprechen, wo Worte angebracht gewesen wären. Beide zusammen sorgen dafür, dass die Fronten sich verhärten.

Glücklicherweise sind die beiden dann aber am Ende auf die Idee gekommen, sich Hilfe zu holen. Auch das ist eine Tat. Ich kam ins Spiel und konnte helfen, die Situation zu verstehen, zu klären und aufzulösen. Noch während des kurzen Gespräches umarmten sich beide Frauen wieder.

Wir müssen das hier nicht moralisch betrachten. Es geht nicht darum zu sagen: dies und jenes haben sie falsch gemacht und das andere war dann richtig. Egal ob falsch oder richtig. Alle ihre Handlungen, ihre Gefühle und ihr Nichtsprechen, wie auch ihr Sprechen und Bekennen am Schluss, hatten die ganze Zeit über Schöpferkraft und haben Situationen und Emotionen erschaffen. Wir Menschen können gar nicht immer wissen und vorhersehen, was „richtig" ist und was nicht. Wir können nicht vorhersehen, wie andere unsere Worte auffassen. Auch das wird in diesem Beispiel deutlich. Egal, wie sehr wir uns bemühen, es wird dennoch zu Missverständnissen kommen. Aber darum geht es hier gar nicht. Entscheidend ist die Erkenntnis, dass wir mit unseren Worten und Taten Situationen erschaffen und Gefühle auslösen. Ebenso lösen wir Ereignisse auch durch Nichthandeln und Nichtsprechen, wenn eigentlich Tat und Wort angebracht gewesen wären. Selbst unsere unausgesprochenen Gefühle spielen eine Rolle bei diesen Schöpfungsakten. Okay, nicht alle Menschen sind so sensibel, dass sie spüren können, was wir fühlen. Aber wir selber spüren es und reagieren entsprechend. WIR reagieren auf unsere Gefühle. Unsere Gefühle inspirieren uns zu Taten und Worten oder zum Schweigen. All das findet in der sozialen Welt statt, da wir ja nicht wie Robinson Crusoe Auf einer einsamen Insel leben. Und die anderen reagieren fleißig darauf. Entweder verheddern wir uns miteinander und erschaffen ein Kunstwerk aus fein gesponnenen Missverständnissen, oder – mit etwas Glück – reagieren wir zusammen und gemeinsam und erschaffen so etwas Schönes wie eine Gemeinschaft oder gar etwas Großes wie ein Lebenswerk.

Sehr oft erschaffen wir Dinge durch Worte. Obwohl ja die Taten eines Menschen so viel interessanter und relevanter sind, neigen die Menschen dennoch dazu, sehr auf Worte zu reagieren. So viele Töchter, auch Schwiegertöchter, reagieren wütend und negativ auf ihre Mütter, weil diese immer Sätze sagen wie: „Du musst jetzt mal, du solltest endlich…wann wirst du endlich…“

Wenn die Mütter diese bevormundenden Worte immer wieder benutzen, erschaffen sie sich dadurch Ablehnung und Widerstand auf Seiten der Töchter, die sich dadurch bevormundet und abqualifiziert fühlen. Vieles erschaffen wir uns durch das, was wir sagen oder wie wir es sagen.

Einen großen Anteil an unserer unbemerkten Schöpfungsarbeit haben dabei die Wertungen und Verurteilungen, mit denen wir vielfach herumlaufen. Wenn wir andere Menschen innerlich verurteilen, dann werden diese Verurteilten gewiss nicht unsere besten Freunde werden. Selbst, wenn sie nicht von unseren geheimen Gedanken wissen, werden sie sich nicht wohl und entspannt in unserer Nähe fühlen. Leider sind die meisten Menschen voll von solchen Verurteilungen, vielfach auch jene, die sich um Toleranz bemühen. Viele jener toleranten Mitmenschen merken gar nicht, wie sehr sie all jene verurteilen, die nicht nach den gleichen Prinzipien leben. Ich denke hier an Vegetarier, die die Fleischesser verurteilen, Demokraten, die die Nicht-Demokraten verurteilen oder auch spirituelle Menschen, die die nicht Spirituellen insgeheim und womöglich gar unwissentlich verurteilen. Unsere Urteile haben in unsrem Innern wesentlich, WESENTLICH mehr Kraft als unsere Gedanken. Gedanken alleine sind schwach und besitzen daher nur eine ganz geringe Schöpferkraft.

Unsere Urteile sind das, was wir aussenden. Sie sind unsere innere Wahrheit, egal, was unser Verstand meint, welches unsere Wahrheit sei. Hier ein Beispiel. Ich war einmal eingeladen in einen spirituellen Frauenkreis. Hier waren alle ganz sanft, freundlich, langsam, zurückhaltend, achtsam. Und sie waren für mich kaum auszuhalten. Natürlich konnte ich erkennen, wie viel aufrichtige, echte Bemühung sich in ihrem Verhalten zeigte. Diese Frauen wollten gut sein, wollten spirituell sein. Aber so funktioniert das Spiel nun einmal nicht. Wir werden nicht heilig, indem wir einfach die Rolle des Heiligen spielen und alle anderen Impulse in uns wegdrücken. Was für eine Verurteilungsorgie sich dahinter verbirgt!!! Wut, Angst, Zweifel, Traurigkeit, wahrer Wille – sie alle werden abgelehnt, dürfen nicht sein, sind wie ungeliebte Kinder, die im Steinbruch zu Sklavenarbeit verurteilt werden, während Liebe, Güte, Sanftmut und Konsorten offen herumwandeln und sich selbst beweihräuchern dürfen. Kein Heiliger – okay, na gut, kein moderner Heiliger – würde sich das antun.

Ich musste mich selbst, meine ganze Kraft, Energie und Stärke sehr stark herunter transformieren, um in diesem Kreis überhaupt weilen zu können. An mir als einer waschechten Schamanin ist ja so vieles, was hier nicht auf Toleranz stößt. Wir sind stark, wild, verwegen, mutig, mitunter draufgängerisch, risikofreudig, laut, lebendig, fröhlich, liebevoll und herzlich und – dennoch achtsam. Mir entgeht so schnell nichts, was sich in mir abspielt. Das ist eben ein hohes Bewusstsein. Ich muss mich dafür nicht verlangsamen, um zu merken, was mit mir gerade passiert. Ich fühlte in jenem Kreis so viele unterdrückte Gefühle, so viele unterdrückte Wertungen, Ängste und Wahrheiten. All diese unterdrückten Seelenanteile, die nicht ausgelebte Wut, die nicht wahrgenommene, weil bei sich selbst verurteilte Eifersucht, die nicht zugelassenen Impulse, all das hat Schöpferkraft und es erschafft fleißig und ausdauernd immer wieder Situationen und Konflikte, in die wir verwickelt werden. Jede der so erschaffenen Situationen besitzt das Potenzial und die Möglichkeit, das Unterdrückte ans Licht zu bringen, es wahrzunehmen, es anzunehmen und es zu heilen!

Das machen wir Schamanen dann über einen längeren Zeitraum von mehreren Jahren oder auch für immer. Mit der Zeit befreien wir uns dadurch von unbewussten, verleugneten und unterdrückten Anteilen. Denn wer damit arbeitet, der kommt damit auch voran. Es passiert ja nur dann nichts, wenn wir nicht wirklich daran arbeiten, sondern uns nur die Illusion vorgaukeln, dies getan zu haben.

Ein spirituell entwickelter Mensch ist nicht ein Mensch, der nichts mehr fühlt. Gott bewahre! Ein spiritueller Mensch ist jemand, der alles fühlt und alle Gefühle zulassen, annehmen und umarmen kann. Der jegliches Gefühl, sei es nun Wut oder Freude, Angst oder Liebe, Empörung oder Motivation, Verzweiflung oder Enthusiasmus oder welches Gefühl auch immer als Lebendigkeit wahrnimmt und es für sich lebt, ohne andere damit zu verletzen oder ihnen damit auf den Wecker zu gehen.

Anderen mit meinen Gefühlen auf den Wecker zu gehen, würde das vierte Axiom verletzen. Wenn ich meine Gefühle auslebe, bedeutet das nicht, dass andere dabei zuschauen und zuhören müssen. Das kann ich für mich alleine tun, aber ich werde es garantiert tun. Denn ich will auf keinen Tropfen Lebendigkeit in dieser Welt verzichten.

Wenn all dies in mir positiv geworden ist, dann werde ich sehr viel mehr Positives erschaffen als Negatives. Negative Dinge erschaffen sich durch mich nur so lange, wie es noch ungesehene, verleugnete und ungeheilte Anteile in mir gibt. In dem Beispiel von Lena und Carola waren es ja auch die alten Traumata, die den ersten Schritt zur Schöpfung des gemeinsamen Problems getan haben.

Als Schamanin habe ich keine Lust, dauernd mit meinen eigenen unliebsamen Schöpfungen konfrontiert zu sein. Daher schiebe ich die Betrachtung meiner Schöpfungen nicht auf die lange Bank.

Wenn mir etwas widerfährt, was unangenehm ist, dann gehe ich sofort und ohne Umschweife davon aus, dass ich selbst mir dies erschaffen habe (auch wenn ein anderer Mensch der Überbringer ist). Ich übernehme sofort die Verantwortung dafür und gebe nicht erst eine Weile anderen die Schuld. Das bringt gar nichts und führt zu nichts. Wir sind es immer selbst – IMMER!

Also stelle ich mir die zutiefst schamanische Frage: Wodurch habe ich mir dies erschaffen?

Und dann kann ich die obige Liste durchgehen. Was habe ich gedacht? Was habe ich gesagt? Wie habe ich insgeheim geurteilt? Was habe ich gewollt (du weißt schon, so etwas wie, ich wollte Recht haben, statt Frieden), welche Verhaltensmuster habe ich an den Tag gelegt? Handelt es sich vielleicht um die Konsequenzen meiner früheren Handlungen? Habe ich zuvor Entscheidungen gefällt, die nun zu jenem Ereignis geführt haben?

Nicht immer muss ich die ganze Liste abklappern. Meistens wird es rasch offenbar, auf welche Weise ich mir die Situation erschaffen habe.

Hier ein paar hilfreiche Beispiele:

Eine Frau kam zu mir und berichtete von ihrer Beziehung. Sie befand sich in einer wirklich üblen Abhängigkeitsbeziehung zu einem aggressiven Alkoholiker, der sie schlug und auch sonst sehr schlecht behandelte. Je länger sie dies ertrug, umso ärger trieb er es. Er fand immer noch mehr und noch weitere Mittel, um sie zu quälen. Selbstredend hat sie sich dies erschaffen auf vielerlei Arten, aber einer dieser Schöpfungswege steht für mich hier ganz im Vordergrund: Sie ist nicht gegangen!

Dazu hätte sie alle Möglichkeiten gehabt, denn er fesselte sie nicht an den Stuhl, beraubte sie in keiner Weise ihrer Freiheit. Sie könnte jeden Tag, jede Stunde, jede Minute gehen, aber sie tut es nicht. Dadurch erschafft sie sich diese Hölle immer wieder aufs Neue.

Ein anderes Beispiel:

Eine Klientin sagte zu mir: „Ich fuhr in meinem Auto auf der Autobahn, als plötzlich der Fahrer vor mir anhielt. Ich schaffte es zu bremsen, aber der Lastwagen hinter mir nicht. Wie habe ich denn diesen Unfall erschaffen?"

Ganz entspannt begannen wir beide zusammen, die Situation zu ergründen. Wir beschäftigten uns mit den Fragen, was sie gedacht und gefühlt hatte, kurz bevor der Unfall sich ereignete. Es zeigte sich sehr schnell: Sie berichtete mir, dass sie hektisch war, weil sie soeben nach acht Stunden Akkordarbeit auf dem Heimweg war und sie war gerade dabei ihre Gefühle zu verdrängen. Sie hatte nämlich kurz zuvor eine private Enttäuschung erlebt, war nun frustriert und auch wütend. Sie versuchte gerade, diese Gefühle wegzudrücken und überzubügeln, als es passierte. Hier möchte ich am Rande bemerken, wie großartig ich es finde, dass diese Frau zu einer so aufrichtigen Selbstbetrachtung fähig war. Das war natürlich sehr hilfreich.

Hektik zieht Unfälle an. Das kann jeder Hektiker bestätigen. Und was mit unterdrückten Gefühlen passiert, habe ich bereits oben beschrieben. Der Unfall hatte übrigens auch seine gute Seite. Die Frau genas von ihren Verletzungen, verlor aber ihre Arbeit. Nun muss sie nie mehr an jenem ungeliebten Arbeitsplatz hektische Akkordarbeit machen. Wir können also davon ausgehen, dass auch ihr Wille hier seinen Schöpfungsanteil hatte, der ihr einen Weg öffnen wollte, sich von dem Arbeitsplatz zu befreien, obwohl ihr der Mut dazu fehlte. (Schöpfung durch Nicht-Handeln)

Wir Schamanen arbeiten daran, immer mehr vom Licht unseres Bewusstseins in das Dunkel unseres Unbewussten hineinzutragen. Und die Frage: Wie habe ich mir dies erschaffen? Ist dabei ein machtvolles Werkzeug. Allerdings muss diese Frage richtig verstanden sein. Viele Menschen, mit denen ich darüber gesprochen habe, verwechselten die Frage: Wie habe ich mir dies erschaffen? Augenblicklich mit der Frage: Warum habe ich mir dies erschaffen?

Die Warum Frage ist unwichtig. Sie führt nur zu akademischen Antworten. Und sie bringt uns dazu, unsere kostbare Lebenszeit mit zeitraubenden Analysen zu verbringen. Die Wie Frage hingegen führt uns in die Spur, auf der unsere Wandlungsmöglichkeiten liegen. Und wer dann noch Zeit übrig hat und Lust, der kann ja später dann auch mal ein wenig in der eigenen Kindheit herum graben und das Warum ergründen oder vielleicht doch lieber Kreuzworträtsel lösen?

Wir trachten danach, die Verantwortung für unsere Schöpfungen zu übernehmen. Das sagt der zweite Teil des fünften Axioms aus.

Die Wortwahl „wir trachten danach“, verrät bereits, dass es nicht immer möglich sein wird, die volle Verantwortung für all unsere Schöpfungsakte anzunehmen. Solange wir nicht absolut voll-kommen erleuchtet sind, werden wir nicht in der Lage sein, alle unsere eigenen Schöpfungen überhaupt wahrzunehmen. Und hier spreche ich erst mal nur von den Schöpfungen, die ich für mich getätigt habe. Was ich bei anderen so alles an Schöpfungen auslöse, das werde ich niemals alles erkennen können. Viele Menschen gehen in die Welt und wir sehen sie nie wieder. Manchmal haben wir einen Menschen durch unsere Worte oder unser Sein hochgradig inspiriert, manchmal zutiefst verletzt. Vieles werden wir nie wissen, aber wir haben schon genug zu tun mit jenen Schöpfungen, die wir erkennen können.

Wie übernimmt man denn Verantwortung dafür?

Ganz „einfach", indem wir akzeptieren, dass wir es waren, die dies erschaffen haben.

Also, wenn mir etwas Unangenehmes widerfährt, anerkenne ich, dass ich mir dies erschaffen habe. Ich vertrödle keine Zeit damit, nach Gründen zu suchen, warum es doch jemand anderes war, der dies erschaffen hat. Wenn es mir widerfährt, wenn es ein Gefühl in mir ist, eine Erfahrung von mir, dann ist es auch meins.

Wenn ich mich also schlecht fühle, weil jemand mir eine vermeintliche Welle des Hasses sendet, dann frage ich mich auch hier: Wodurch habe ich mir dies erschaffen? Natürlich ist auch der andere daran beteiligt, leistet seinen Teil der Schöpfungsarbeit, aber das ist nicht meine Angelegenheit. Damit muss sich der andere dann auseinandersetzen. Dies ist so leicht aufzuschreiben und doch so schwer zu praktizieren. Wir sind alle so verletzt und haben so viel Angst davor, etwas falsch gemacht zu haben, dass wir fast augenblicklich mit dem Finger auf andere zeigen. „Wieso soll ich mir dies erschaffen haben? SIE sendet mir doch den Hass".

Ja, aber sie könnte ihn ja auch jemand anderen senden. Wieso bin ich es, die ihn bekommt? Wieso bekomme ich Hass und nicht Liebe? Im Falle des obigen Beispiels von Lena und Carola war es ja gar kein Hass, sondern nur Schmerz, der falsch interpretiert wurde Aber in einem Falle, wo mir jemand vielleicht wirklich Hass entgegenbringt, kann ich mich noch zusätzlich fragen:

Wieso habe ich eigentlich so engen Kontakt zu hasserfüllten Menschen?

Wieso habe ich keine besseren Freunde?

Wie habe ich mir diesen Umgang erschaffen und wodurch halte ich ihn aufrecht?

Wodurch habe ich es erschaffen, dass XY sich von mir trennt?

Wodurch habe ich es mir erschaffen, dass XY mich täglich nervt?

Wodurch habe ich es mir erschaffen, dass andere ihren Müll in meinen Garten werfen?

Wodurch habe ich es mir erschaffen, dass mich keiner liebt? (Wichtige Frage!)

Wodurch habe ich es mir erschaffen, dass meine Arbeit mich langweilt?

Ich glaube, so langsam wird das Prinzip deutlich, oder? Es geht nicht darum, die Taten und Handlungen der anderen zu leugnen oder zu negieren. Gewisse Leute haben ihren Müll in meinen Garten geworfen. Das ist Fakt. Aber ich bin es, der dies widerfährt. Also frage ich mich, wie ich mir dies erschaffen habe. Und es gibt immer Antworten. Die Antworten sagen immer etwas über uns aus. Sie enthalten fast immer das Potenzial, uns wachsen zu lassen.

Zum Beispiel auf die Frage, wie ich es mir erschaffen habe, das XY mich verlässt, habe ich im Laufe der Jahrzehnte viele unterschiedliche Antworten gefunden. Früher, in meiner Jugend führte ich es meist darauf zurück, dass ich den einen oder anderen Fehler gemacht hatte, Fehler im sozialen Miteinander. Später, als ich weiser war, wurde ich aber auch von Menschen verlassen. Eine Weile lang deutete ich es mir so, dass ich nicht den Mut gehabt hatte, Wahrheit zu geben. Das war damals sicher auch korrekt. Damals wollte ich meine Freunde einfach so gerne behalten, dass ich ihnen so ziemlich jeden Fehler nachgesehen habe. Für alles hatte ich immer eine Entschuldigung parat. Damit habe ich mich selbst entwertet und eine Wahrheitskluft zwischen mir und den Freunden aufgerissen. Diese wurde jedes Mal breiter, wenn wieder einmal etwas vorgefallen war und ich es nicht angesprochen hatte. Und irgendwann war diese Kluft einfach zu breit und es führte kein Weg mehr darüber. Dann verließen mich diese Freunde, meist mit einem Schwall von Beschuldigungen, was ich alles falsch gemacht haben sollte.

Daraus lernte ich. Ich erlaubte dem Mut in mir zu wachsen. Heutzutage werde ich wesentlich seltener verlassen. Mut zur Wahrheit zahlt sich wirklich aus. Und wenn es jetzt auch wieder einmal jemanden gibt, der sich von mir abwendet, lautet meine Antwort gegenwärtig: Ich habe mir dies durch zuviel Wahrheit erschaffen. Meine Freunde sagen von mir: „Der Bogen ist immer gespannt“, soll heißen, es kann jederzeit geschehen, dass eine (unliebsame) Wahrheit aus mir heraus platzt. Ich anerkenne das als die Konsequenz meiner inneren Prioritäten.

Was auch immer mit mir geschieht, ich selbst habe es mir erschaffen. Indem ich das anerkenne, gebe ich mir selbst das Werkzeug in die Hand gegebenenfalls etwas zu verändern, so ich das will.

Wenn ich davon spreche, dass wir uns alles erschaffen haben, dann sage ich damit aber nicht, dass ich Schuld daran sei.

Kapitel 7 - Axiom 6

Es gibt keine Schuld

Schuld existiert nicht. Sie ist nur ein Konstrukt, eine theoretische Methode, die Ereignisse des Lebens einzuordnen und zu sortieren. Schuld ist nur ein Konzept, allerdings ein sehr machtvolles. Mit dem Konzept der Schuld wurden die Menschen Jahrhunderte lang unter Kontrolle gehalten.

Wenn ich sage, es gibt keine Schuld, dann bedeutet das nicht zugleich auch, dass es keine Schuldgefühle gibt. Die gibt es sehr wohl und zwar weil man uns seit Jahrhunderten das Gefühl vermittelt hat, Schuld zu sein, woran auch immer. Schuldgefühle sind eine Egostruktur. Wir tun gut daran, uns mit ihr auseinander zu setzen und sie zu transformieren. Wenn es gar keine Schuld gibt, dann sind Schuldgefühle ja auch nicht gerade ein nützliches Instrument für uns. Im Grunde genommen sind Schuldgefühle auch nur eine Tarnkappe für noch etwas anderes. In den meisten Fällen, in denen wir Schuldgefühle empfinden, steckt dahinter eigentlich die Angst, nicht mehr gemocht, geliebt oder akzeptiert zu werden. Es ist sinnvoll, sich auch gleich damit auseinanderzusetzen. Verstehen wir doch, dass es uns gar nichts nützt von Menschen geliebt zu werden, die uns nicht so nehmen wollen, wie wir wirklich sind. Das sind keine fruchtbaren sozialen Beziehungen.

Das Konzept der Schuld ist in etwa auf dem Entwicklungsniveau sechsjähriger Kinder. Wenn kleine Kinder bei etwas ertappt werden, das sie nicht tun sollten, reagieren sie oft mit sofortiger Schuldzuweisung an das jeweils andere Kind: „Er hat angefangen“, „es war seine Idee“ oder auch gleich skrupellos: „Er war’s!“

Als Erwachsene steht es uns wohl an, reifer zu reagieren. Bitte bedenke folgendes: Wenn das fünfte Axiom wahr ist, welches besagt, dass wir uns alles selbst erschaffen haben, wie können wir uns dann an einem anderen schuldig machen? Er hat sich sein Schicksal doch auch selbst erschaffen.

Oh, oh, ich höre schon in meinen Ohren die empörten Fragen klingen: „Wie ist das denn bei den armen Menschen die im KZ vergast wurden? Haben die sich das auch selbst erschaffen?“

Auch hier, wie schon an früheren Stellen dieses Buches, rate ich uns, nicht so weit auszuschweifen. Ich war nie im KZ. Ich war auch nicht bei Hitler. Dazu bin ich zu jung. Ich kann keine wahre Aussage darüber machen, wie die Menschen damals dachten, fühlten und ihr Leben erlebten. Ich weiß nicht einmal, ob das fünfte Axiom damals überhaupt schon in Kraft war. Das steht zwar zu vermuten, aber ich war ja nicht dabei. Halten wir uns an Beispiele aus unserer lebendigen Gegenwart und unserem eigenen Kulturkreis.

Da kennen wir uns aus. Im Laufe der zwei Jahrzehnte, die ich mittlerweile als weise Frau praktiziere, sind mehrere tausend Menschen zu mir gekommen und sie alle haben mir einen kleinen Einblick in ihr(e) Leben gewährt. Und bei ihnen hat es immer gestimmt. Sie haben sich ihre Schicksale selbst erschaffen.

Nehmen wir mich selbst als Beispiel. Als kleines Kind konnte ich ganz schrecklich schuldzuweisend und selbstgerecht sein. Ich erinnere mich an einen Abend, als mein Vater und meine Mutter in der Küche waren. Ich wollte zu ihnen, aber mein Vater schimpfte mich an, ich solle ins Kinderzimmer gehen und nicht nerven. Daraufhin ging ich

„zutiefst verletzt“ in mein Kinderzimmer und suhlte mich in Schuldzuweisungen an meine bösen, bösen Eltern.

Meine Schwester hingegen vertrödelte nicht ihre Zeit mit Schuldzuweisungen. Sie wartete eine Weile und versuchte es erneut. So kam es, dass sie auf Papas Schoß saß und ich allein im Kinderzimmer. Ich erinnere mich genau an diesen Vorfall und ich erinnere mich auch daran, wie ich in mir die Entscheidung gefällt hatte, das Wort meines Vaters als in Stein gemeißelt anzusehen. Meine Schwester hat nicht alles so ernst genommen, was ihr gesagt wurde. Ich war noch ein Kind und doch kann ich ganz deutlich erkennen, wie ich es mir erschaffen habe, dass ich nicht geliebt und gestreichelt wurde. Wenn man aufhört, Schuld zuzuweisen, wird alles ganz einfach erkennbar. Und wenn ich nicht damit aufhöre, Schuld zuzuweisen, werde ich immer unglücklich sein. Es gibt keine Schuld. Niemand hat hier Schuld, nicht meine Eltern, nicht ich. Es gibt nur unsere Handlungen und unsere Entscheidungen.

Das Schuldkonzept erschafft Opfer.

Gibt es Schuldige, dann gibt es auch Opfer. Opfer aber haben keine Chance. Sie sind einfach Opfer. Ihnen widerfährt, was ihnen widerfährt. Sie müssen es erdulden und leiden. Keine tolle Rolle in dieser Welt. Da verzichte ich doch lieber darauf, jemandem die Schuld zu geben und übernehme die Verantwortung für mein Schicksal und alles, was mir widerfährt. Dann muss ich kein Opfer sein, sondern darf Schmied meines eigenen Glückes werden.

Schuld ist ein zweischneidiges Schwert. Wenn ich glaube, dass andere schuldig sind, dann muss ich auch an Schuld bei mir selbst glauben. Über kurz oder lang wird das Schwert der Schuld dann auch auf mich herniedersausen.

Schuld ist nur eine leere Hülle, ein Umhang, in dem niemand steckt. Es dient uns nicht, an sie als an eine Kraft zu glauben.

Wenn jemand sich betrinkt und ein Kind überfährt, macht es das Kind nicht wieder lebendig, wenn der Richter dem Mann die Schuld zuspricht. Der Mann trägt die Verantwortung für sein Tun. Damit muss er leben.

Vor Jahren habe ich es in einem Merkspruch einmal so ausgedrückt:

Alles das, was wir erleben,

haben selber wir vollbracht

And're sind hier nur das Werkzeug

uns'rer eig'nen inn'ren Macht.

Das, was andere uns antun, entsteht in unserer Schöpferkraft. Ich bin zum Beispiel einmal von einem Mann geschlagen worden. Ich selbst habe mir dies erschaffen. Das erkannte ich, nachdem ich etwa 45 Minuten vor Wut und Empörung getobt und gekreischt hatte. Danach saß ich erschöpft auf dem Fußboden und fühlte es in mir ganz deutlich: Da gab es einen Aspekt meiner Seele, in mir, der mich nicht mochte und mir wehtun wollte. Zuvor war dieser Teil meiner Selbst in der Dunkelheit meines Unbewussten verborgen gewesen, aber durch den gewaltigen emotionalen Aufwand meines Geschreis und Getobes war er nach oben gespült worden. Ich konnte es wirklich FÜHLEN.

Wenn ich es aber bin, die mich schlagen wollte und die Hand jenes Mannes nur mein unbewusstes Werkzeug, wie kann ich dann ihm die Schuld geben?

Natürlich war ich auch nicht so dämlich, mir die Schuld zu geben, denn es gibt ja keine Schuld. Aber ich anerkannte diesen Schlag als meine eigene Schöpfung und arbeitete liebevoll mit jenem Aspekt in mit, der so wütend auf mich war. Es gibt eine Menge schamanischer Übungen, mit deren Hilfe man solche Aspekte heilen, transformieren oder integrieren kann. Inzwischen trage ich keinen solchen Selbsthass mehr mit mir herum und ich werde auch nicht mehr geschlagen.

Ich habe auch viele andere schmerzhafte Erfahrungen in diesem Leben gemacht, einige davon waren wirklich grausam. Irgendwann hatte ich endgültig erkannt, wie hilfreich und erlösend es wirkt, wenn man diese Erfahrungen als eigene Schöpfungen anerkennt. Dann aber sind jene, die mir diese Dinge angetan haben, nur meine unbewussten Werkzeuge gewesen. Soll ich wütend sein auf meinen Hammer? Meine Schere? Meinen Computer? Soll ich wirklich den Werkzeugen die Schuld geben für meine eigenen Schöpfungen?

Oh, aber ich weiß, viele sind jetzt noch lange nicht überzeugt. Zu sehr haben wir den Schuldgedanken lieb gewonnen und ins Herz geschlossen. Fast alle von uns haben Schmerz und Kummer erlebt und andere dafür schuldig gesprochen: Den Ehemann, der sich eine Jüngere nahm, den Vater, der keine Liebe gegeben hat, der herrschsüchtigen Mutter, der intriganten Kollegin, dem cholerischen Chef, dem Autofahrer, der uns verunfallt hat oder – ganz heikles Thema: Dem Onkel, der uns missbrauchte.

Sie alle haben Schmerz und Leid verursacht. Sie SOLLEN Schuld sein. Sie müssen einfach Schuld sein. Wir ertragen den Gedanken nicht, dass wir diese Menschen freisprechen sollen.

Nun, das verstehe ich. Ehrlich, ich verstehe es nicht nur in meinem Kopf, sondern auch in meinem Herzen und ich fühle aufrichtig mit dir.

Und dennoch. Solange du ihn, deinen Schuldigen, nicht erlöst, wirst auch du selbst niemals Erlösung finden. Dein Schuldspruch bindet eure Seelen an einander. Dein Schuldspruch bindet dich an dein Leid.

Solange es in deinem persönlichen Universum einen Schuldigen gibt, wird es auch ein Opfer geben – nämlich dich.

Bist du dir wirklich sicher, dass du ein Opfer sein willst? Soll das wirklich deine Wahl sein? Opfer leiden immer. Opfer haben kein Glück, Opfer werden immer wieder Opfer.

Solange du darauf bestehst, dass es Schuld gibt und das XY (dein persönlicher Täter) Schuld hat, solange wählst du auch die Opferrolle für dich. Denn, wenn es kein Opfer gibt, dann auch keine Schuld. Du hast nicht die Möglichkeit zu sagen: Ich bin kein Opfer, aber mein Vergewaltiger ist Schuld. Wenn er an etwas Schuld ist, dann muss er jemanden als Opfer gehabt haben.

Wenn es kein Opfer gibt, dann gibt es auch keinen Schuldigen. Das aber ist umkehrbar:

Wenn es keinen Schuldigen gibt, dann auch kein Opfer – und das ist auch viel besser so.

Es gibt vergewaltigte Frauen, die die Größe besitzen, dies zu verstehen. Eine Frau berichtete mir von einer Vergewaltigung. Sie hatte an diesem Thema bereits gearbeitet und ihr war so nach und nach völlig klar geworden, wie und sogar warum sie sich dies erschaffen hatte. Sie konnte es mir Punkt für Punkt aufzählen. Sie hatte wahrhaftig erkannt, wofür sie diese Erfahrung gebraucht hatte und warum sie sie sich erschaffen hatte. Tolle Frau! Große Seele! Wenn eine geschlagene Ehefrau immer und immer wieder zu ihrem prügelnden Ehemann zurückkehrt, dann will ihre Seele diese Erfahrung, sie braucht diese

Erfahrung für irgendeinen inneren Prozess. Sie erschafft sich ihren Täter immer wieder aufs Neue, indem sie nach jeder kleinen Flucht wieder zu ihm zurückkehrt. Gelingt es ihr irgendwann – vielleicht mit Hilfe eines Therapeuten oder weisen Menschen, zu der Frage zu gelangen: Wie habe ich mir dies erschaffen? Und vielleicht auch noch gleich: Wofür brauche ich diese Erfahrung? Dann könnte dies sehr hilfreich für den inneren Prozess sein, der ja anscheinend ins Stocken geraten ist und sich endlich wiederholt. Dann könnte dieser Prozess zu seinem Ende geführt werden und die Frau kann sich selbst erlösen. Solange wir allerdings immer nur im Schuldtümpel herumstochern, wird gewiss nichts Hilfreiches oder Heilendes zutage treten.

Kapitel 8 - Axiom 7

Im Konflikt blickt der Schamane auf sich

Konflikte sind die größte Entwicklungsherausforderung des Menschen überhaupt. Kein anderes Ereignis unseres Lebens enthält so viel Potenzial für Wachstumsschritte, Wachstumsschübe, ja sogar Quantensprünge für die Persönlichkeitsentwicklung – oder – wie man es spirituell umgangssprachlich sagt: Da liegt ein Schatz für dich begraben. Konflikte sind eine schier unerschöpfliche Quelle an Möglichkeiten, sich selbst besser zu verstehen, mehr Liebe, Kraft, Wahrheit, Mut, Mitgefühl, Geduld, Freude, soziale Kompetenz und viele andere Fähigkeiten weiter zu entwickeln und sogar der großen göttlichen Quelle näher zu kommen.

Allerdings werden diese kostbaren Möglichkeiten nur von wenigen Menschen genutzt. Die große Mehrheit der Menschen begnügt sich damit, sich verletzt zu fühlen, beleidigt, wütend oder frustriert zu sein, wie ein hypnotisiertes Kaninchen auf die vermeintlichen Fehler des anderen zu starren und alle „Schuld“ von sich zu weisen, am besten gleich in den Rucksack des anderen. Für viele Menschen ist ein Streit nicht der Anfang von etwas Faszinierendem, sondern das Ende einer Beziehung. Ich selbst streite mich auch nicht gern. Das gebe ich zu. Wie so viele andere möchte ich mich auch lieber drücken, lieber verzeihen, verstehen, gut sein, statt den Konflikt auszutragen. Aber als Schamanin und weise Frau bin ich auch mutig. Ist der Konflikt da, dann muss er auch geführt werden, so gut ich es eben vermag. Und der erste Schritt für den Schamanen ist, dass wir auf uns selber blicken und nicht auf den anderen. Dabei stelle ich mir natürlich NICHT die

Frage: Was habe ich falsch gemacht? Da könnte ich mir ja auch gleich die Schuld geben. Aber wir wissen ja, dass es keine Schuld gibt. Es gibt mehrere Möglichkeiten, wie ich auf mich selber blicken kann. Hier ist eine davon. Ich kann mir die Frage stellen (und nicht vergessen, sie auch zu beantworten): Was habe ich gefühlt, unmittelbar *bevor* ich wütend wurde?

Bei den meisten Menschen baut sich die Wut mit solcher Geschwindigkeit auf, dass sie sich gar nicht erinnern können, vor der Wut noch etwas anderes gefühlt zu haben. Dennoch ist es so gewesen. Im Konflikt ist die Wut fast immer ein Schutzmechanismus. Und mal ehrlich Freunde, Wut ist doch ein ganz toller und beeindruckender Schutzmechanismus. Bevor wir weiter auf den Schmerz eingehen, sollten wir (anstelle einer Gedenkminute) eine Anerkennungsminute für die Wut einlegen. Ich kenne Frauen, die so schüchtern und so voller Selbstzweifel sind, dass sie bewusst niemals in der Lage wären, für sich selbst einzustehen. Und innerhalb eines Streites können diese Frauen plötzlich vor Wut explodieren und Gift und Galle spucken. Wie gewaltig, wie stark und wie loyal diese Wut doch ist. Selbst die, die sonst immer das Opfer sind, können auf einmal stark sein und Grenzen überschreiten. Das ist ein ganz wunderbarer und starker Schutzmechanismus.

Allerdings richtet dieser Schutzmechanismus, sofern er unbewusst angewandt wird, meistens eher mehr schaden an als Nutzen. Wie die Figur des Hodor in „Game of Thrones". Hodor ist ein riesiger, starker, zurückgebliebener Mann, der kein anderes Wort sagen kann als Hodor. Er hat keinen Verstand und kann keine eigenen Entscheidungen treffen. Andere sagen ihm, was er tun soll. Hodor wird zum Beschützer eines verfolgten, behinderten Jungen. Er trägt ihn monatelang durch die kalte Nordlandschaft, ohne zu klagen, ohne sich dabei schlecht zu fühlen. Er erfüllt die Aufgabe, die man ihm aufgetragen hat. Ohne Hodor wäre der Junge längst tot. So einen Hodor hast du auch in Form der Wut, die im Streit hochkommt. Aber die Wut macht nur ihren Job. Sie schlägt zu und verletzt, ohne Intelligenz und schlimmer noch: Ohne Bewusstsein. Du bist das Bewusstsein. Es ist deine Aufgabe, Hodor zu sagen, was er tun soll und auch, wann er ruhen sollte. Bevor die Wut sich hochgefahren hat, gab es da eine Verletzung, einen uralten Schmerz. Ich nenne ihn den Ur-Schmerz. Diesen Schmerz hast du schon oft gefühlt, seit deiner Kindheit, vielleicht schon seit sehr viel längerer Zeit, vielleicht seit zahllosen Leben. Aber mit Sicherheit gibt es Erinnerungen aus deiner jetzigen Kindheit an diesen Schmerz. Vielleicht wurdest du verlassen, beschämt, beschimpft, zurückgewiesen, verletzt. Das hat dir sehr wehgetan. Die Wunde ist nie geheilt. Jemand braucht die Wunde nur ganz unabsichtlich zu berühren und der ganze Schmerz ist sofort wieder da. Das ist passiert als Lena zu Carola sagte: „Ich sitze gar nicht hier!“ und Carola dies als Ablehnung empfand. Für Carola ist der Ur-Schmerz vor allem die Ablehnung, die sie erfahren hat, viele, viele Male. Mittlerweile ist diese alte Wunde bereits so hochgradig entzündet, dass schon ein harmloser Satz ausreicht und augenblicklich fahren ihre Schutzschilde hoch.

Dann wird es aber Zeit für Carola, auf sich zu blicken. Kein anderer kann ihre inneren Wunden heilen. Das ist allein ihre Aufgabe. Die anderen können ihre Wunden ja nicht einmal sehen. Und selbst, wenn sie sie sehen könnten, wäre es Zuviel verlangt, dass sie sich deswegen verbiegen sollen. Die anderen Menschen müssen gerade, aufrecht und sie selbst bleiben dürfen. Wir können nicht verlangen, dass SIE sich verändern sollen, weil WIR ein inneres Problem haben.

Der winzige, kaum wahrnehmbare Moment in einem Streit, ganz kurz bevor die Wut kommt, enthält unseren Ur-Schmerz. Seit Jahren, Jahrzehnten (und wer weiß? Seit Jahrhunderten?) haben wir uns darauf spezialisiert, diesen Schmerz so rasch wie möglich auszublenden. Das tut so weh.

Das wollen wir nicht fühlen. Wir haben jede Menge Tricks entwickelt, um uns selbst ganz schnell davon abzulenken. Einer dieser Tricks ist die sofortige Beschuldigung des anderen. Das aber bringt uns nicht weiter und heilt den Schmerz auch nicht. Dein Ur-Schmerz ist wie ein verletztes Tier auf einem uralten Schlachtfeld. Stelle dir ein Pferd vor, eine Katze oder einen Hund. Ein freundliches, harmloses, unschuldiges Tier, das zwischen die Fronten geraten ist. Es liegt verwundet auf dem verlassenen Schlachtfeld längst vergangener Tage. Es kann sich nicht bewegen. Es wartet dort auf dich. Du musst kommen und es in den Arm nehmen, es streicheln, trösten und mit deiner Liebe heilen. Nur du kannst ihm den Glauben an die Güte des Menschen wieder zurückgeben, indem du ihm den Glauben an DEINE Güte zurückgibst.

Aber für gewöhnlich geschieht das nicht. Stattdessen schlagen wir neue Schlachten. Wann warst du das letzte Mal in einen Konflikt verwickelt? Wir sind so beschäftigt damit, auf den anderen wütend zu sein, unser stets hilfreicher Verstand rattert auf Hochtouren, um uns ein Bündel plausibler Argumente dafür zu liefern, dass der andere Schuld ist, der andere angefangen hat, der andere Fehler gemacht hat, der andere das Problem hat bzw. ist. Dabei ist es doch völlig egal, was mit dem anderen ist. Selbst wenn er wirklich üble Fehler gemacht hat, sich wie ein Monster aufführte und ein Verbrecher ist, selbst dann bist DU es, die den Schmerz hat, oder nicht? Hast du Wut? Dann hast du auch Schmerz. Als Schamane hören wir auf, nach noch bessern Gründen zu suchen, warum der andere Schuld ist, wenden uns nach innen und kümmern uns um das verletzte Tier in unserer Seele. Du kannst es dir ganz praktisch vorstellen, so als hättest du wirklich eine von Menschen Hand verletzte Katze vor dir. Sie liegt am Boden, hat Schmerzen, kann nicht weglaufen und ist voller Panik, dass du ihr jetzt noch mehr Schmerz zufügen wirst. Was tust du?

Du sprichst zuerst mit ihr, machst deine Stimme sanft und warm, näherst dich nur langsam, ganz allmählich.

Vor langer Zeit da habe ich das einmal wirklich erlebt. Es ging um einen ganz wunderbaren Kater, dem ich später den Namen Sammy gab. Sammy war ein Streuner, alt, krank und voller Parasiten. Selbst ich mit meinen schlechten Augen konnte seine Parasiten durch die Glasscheibe meiner Balkontür sehen. Ich konnte ihm aber nicht helfen, denn sobald ich versuchte, die Tür zu öffnen, lief Sammy fort. Meine Katze kümmerte sich um ihn. Ich habe gesehen, wie sie ihm Mäuse vor die Pfoten legte und dann durch die Katzenklappe in der Balkontür zu mir herein kam. Mit der Zeit wagte Sammy es auch, durch die Klappe zu kommen, aber er legte sich dann immer drinnen direkt vor den Ausgang, bereit jederzeit augenblicklich durch diesen Fluchtweg wieder zu verschwinden, selbst wenn ich ihm nur zufällig etwas zu nahe kam. Ich gewöhnte es mir an, immer einen Bogen um ihn zu machen und mich dabei langsam zu bewegen, um ihn nicht zu erschrecken. Eines Tages ging es ihm wirklich schlecht. Er hatte einen so schlimmen Hustenanfall, dass er platt wie eine Flunder am Boden lag und nur noch röchelte. Das brach mir fast das Herz. Ich wollte ihm so gerne helfen. Ich wollte ihn aber auch nicht in diesem Zustand in die kalte Nacht hinaustreiben, indem ich mich näherte. Ich setzte mich etwa zwei Meter entfernt im Schneidersitz auf den Fußboden, hob meine Hände und begann ihm Energie zu senden. Nach einiger Zeit rückte ich ein klein wenig näher und sendete weiter. Da Sammy nicht zur Flucht ansetzte wagte ich es, noch näher zu rücken. Im Verlaufe einer halben Stunde hatte ich mich schon bis an ihn herangerobbt, aber ich wagte es nicht, ihn zu berühren. Ich hielt meine beiden Hände über seinen Körper und sendete die ganze Zeit liebevolle Heilungsenergie. Und auf einmal bewegte sich der Kater und robbte sich auf meinen Schoß. Ganz behutsam ließ ich meine Hände sinken, bis ich ihn berührte. Er wehrte sich nicht, nahm das Geschenk an und schien keine Angst zu haben. Auch wenn Sammy später erst einmal wieder auf Abstand zu mir ging, so war dies doch wohl ein Schlüsselmoment zwischen uns beiden. Der schwarze Kater mit den Kristallgrünen Augen wurde im Verlaufe des nächsten Jahres, der schmusigste, liebste, treueste und dankbarste Kater aller Zeiten. Und selbstverständlich ließ ich ihm alle erdenkliche tierärztliche Heilkunst angedeihen, sobald er dies zulassen konnte.

So kannst du es mit deiner eigenen Verletzung machen.

Das aber ist erst einmal nur der erste Schritt. Da versteckt sich noch viel mehr. In diesem alten Schmerz stecken auch noch ein paar Aufgaben für dich, die du mit der Zeit entdecken und erfüllen kannst. Echtes Mitgefühl mit sich selbst zu entwickeln ist eine gewaltige Sache, aber dabei brauchen wir doch nicht stehenzubleiben. Ist der schlimmste Schmerz erst einmal vorüber, können wir auch die alten Situationen klären, in denen der Schmerz sich gezeigt hat.

Wenn Menschen über Konflikte sprechen, dann stellen sie ihren eigenen Anteil immer als etwas dar, das durch die Situation ausgelöst wurde. Etwa so: Ich hatte es gerade gewagt, ein wenig Vertrauen zu entwickeln, bin ganz offen und ungeschützt auf sie zu gekommen und da schlägt sie so zu!

Der Anteil des anderen wird als „typischer Charakterzug“ dargestellt. Das klingt dann vielleicht so: Ich hätte es mir denken können, dass man ihr nicht vertrauen kann.

Wenn wir nicht mehr ganz so verletzt sind, dann können wir damit beginnen, mit den anderen etwas fairer umzugehen. Wenn wir uns zugestehen, dass wir verletzt gewütet haben, dann sollten wir dem anderen das auch zugestehen. Gehen wir davon aus, dass unser Wutanteil nur durch den Moment ausgelöst wurde, dann sollten wir dem anderen seinen Anteil auch nicht als Charakterfehler anhängen. Auch sein Anteil kann durch den Moment ausgelöst worden sein. Hier ist aber nicht gemeint, dass wir nun doch über den anderen nachdenken. Der Prozess der Lockerung unserer Sichtweisen von ungerecht zu fair findet in uns statt, nicht beim anderen. Wenn ich lerne, dem anderen das gleiche Recht zuzugestehen wie mir selbst, dann bin ich es, die da lernt. Wenn ich irgendwann sogar damit beginne, dem anderen ebenso viel Mitgefühl entgegenzubringen, wie meinem verletzten Ich, dann bin ich es, deren Seele sich um dieses Mitgefühl erweitert. Das sind alles Prozesse in meiner Seele. Keiner davon wird je stattfinden, wenn ich nicht auf mich selber blicken kann oder will.

An dieser Stelle erlebe ich immer viel Widerspruch bei den Menschen und einer wird dann sicher sagen: Aber was ist mit Hitler? Wenn ich ein Jude bin, der vergast werden soll, muss ich dann immer noch auf mich blicken?

Nun, dazu sage ich folgendes: Du musst gar nichts. Die Axiome sind keine Gebote und Gott schimpft nicht mit dir, wenn du dich nicht daran halten willst. Aber wenn du nach Heilung, Schmerzfreiheit, Freiheit und Entwicklung strebst, dann macht es überhaupt keinen Unterschied, wer dein Konfliktgegner ist. Der Blick des Schamanen richtet sich im Konflikt immer nach innen. Selbst wenn dein Konfliktgegner Darth Vader wäre, der legendäre absolut schwarze Bösewicht aus Krieg der Sterne, selbst dann bist du es, die den Schmerz fühlt und nicht er. Du kannst den Schmerz in dir heilen. Ob er seinen Schmerz heilt, ist seine Sache, nicht unsere. Selbstredend gilt dies alles auch für ihn. Aber einige Menschen entscheiden sich für sich selbst und andere eben gegen sich selbst. Jeder Mensch, der darauf beharrt, im Konflikt nur auf den anderen zu blicken, trifft damit eine klare Entscheidung gegen sich selbst. Sein verletztes Ich wird weiterhin auf dem uralten verwaisten

Schlachtfeld auf ihn warten. Sein Schmerz wird nicht geheilt werden, seine Seele nicht vom Hass erlöst.

Aber auch dann, wenn wir schon richtig weit damit gekommen sind, unseren Ur-Schmerz zu heilen, haben Konflikte uns noch immer sehr viel zu geben. Es gibt heutzutage so großartige und überaus spannende Ansätze, wenn es um die Bearbeitung von Konflikten geht. Längst haben wir uns sehr viel weiter entwickelt, als nur bis dahin einen Streit einfach zu schlichten. Da ist mehr möglich. Es gibt zum Beispiel eine Übung, die von Arnold Mindell entwickelt wurde, bei der wir all unsere inneren Positionswechsel während eines Streites bewusst machen und ausdrücken.

Was soll das denn heißen?

Wenn wir uns mit jemandem streiten, dann nehmen wir eine Position ein und beharren während des Streites zumeist auch auf dieser Position. Alles, was wir dann sagen oder herausschreien, soll diese Position stützen. Aber in unserm Innern passieren dabei ganz andere Dinge. Wir erleben Momente der Unsicherheit, des Zweifels, des schlechten Gewissens, des Unmutes, der Traurigkeit, der Angst und noch viele andere Zustände mehr, die allesamt unausgesprochen bleiben. Nichts davon lassen wir nach außen dringen. Bei der Mindell-Übung tun wir jedoch genau dies. Es werden verschiedene Positionen im Raum definiert, wie zum Beispiel Pro und Kontra und Neutral. Und die betreffenden Konfliktpartner streiten sich miteinander. Sobald sie in ihrem Innern einen jener Positionswechsel bemerken, verändern sie auch ihren Standort im Raum und drücken das, was sie fühlen aus. Wenn also zum Beispiel eine Frau ihren Mann anbrüllt, weil er immer so lange arbeitet, sie nicht bei der Erziehung der gemeinsamen Kinder unterstützt, empfindet sie möglicherweise für einen Moment Schuldgefühle, weil sie ihn so anschreit. In dem Fall stellt sie sich auf seine Seite, hinter ihn, sagt vielleicht so etwas wie: „Andererseits tut es mir jetzt gerade Leid, dass ich mit dir so heftig und kompromisslos herumschreie.“ Diese Worte werden nicht ohne Wirkung auf ihn bleiben. Möglicherweise ermutigen sie ihn, einmal auszusprechen, was ihn treibt, so viel zu arbeiten. Vielleicht sagt er ja dann so etwas wie: „Mir tut es auch leid, dass ich dich immer mit den Kindern allein lasse. In Wirklichkeit fürchte ich mich vor dieser Aufgabe. An meinem Arbeitsplatz da weiß ich alles und verstehe alles. Da bin ich keinen Moment unsicher. Aber wenn es um die Kinder geht, weiß ich so oft nicht, was ich sagen soll und wie ich handeln soll. Dann drücke ich mich einfach davor, indem ich auf der Arbeit bleibe. Aber jetzt gerade, in diesem Augenblick, bemerke ich das und fühle mich schuldig.“ Das wird seine Wirkung auf sie nicht verfehlen. Nun, da sie seine Wahrheit kennt, gibt es keinen Grund für Sturheit mehr. Auch wenn diese Übung sich vielleicht insgesamt zwei oder drei Stunden hinzieht, wird dadurch so viel Klarheit geschaffen und so viele Ansatzpunkte für neue Möglichkeiten entstehen. Sie glaubte vielleicht, dass er sie als Mutter gering schätzt. Nun versteht sie, dass er sie eigentlich bewundert. Vielleicht glaubte sie, er sei uninteressiert, nur erkennt sie, dass er unsicher ist. Sie glaubt vielleicht, er bräuchte einen gewaltigen Tritt in den Allerwertesten. Doch jetzt erkennt sie, dass er ihre Unterstützung benötigt.

Das hier war nur ein erfundenes Beispiel, um die Methode zu verdeutlichen. Aber es zeigt, wie viel Unbekanntes und dennoch Erfahrenswertes sich hinter einem scheinbar alltäglichen Konflikt verbirgt. Das zu erforschen, lohnt sich immer. Bei dieser Übung blicken beide Konfliktpartner auf sich selbst und hören zugleich zu, was der andere ihnen sagt. Die Übung kann auch in einer Gruppe stattfinden. Wir machen das gelegentlich in der Akademie für Schamanen und weise Frauen, wenn sich zufällig ein Konflikt ergibt. In der Gruppe hat dann jeder die Möglichkeit, sich einzubringen, jedoch nicht durch Ratschläge oder Lösungen, sondern durch Betrachtung und Selbstbetrachtung.

Die Disziplin, die sich mit der Erforschung und Bewältigung von Konflikten befasst, nennt sich Mediation. Ich kann nur jedem raten, einmal an so einer Mediation teilzunehmen. Dabei tut sich oft ein ganzer Fundus von Einsichten und Qualitäten für uns auf.

Doch hier gibt es noch ein paar Dinge, die ich nicht erwähnt habe. Ich habe bislang noch nicht davon gesprochen, inwiefern das 6. Axiom „Im Konflikt blickt der Schamane auf sich" den Charakter eines Naturgesetzes hat.

Hier hinkt das Beispiel auch ein wenig, zugegebenermaßen. Wenn wir den Schamanen als einen stets nach Entwicklung strebenden Menschen sehen, dann kann er gar nicht anders als im Konflikt nach Innen blicken, weil dort das größte Potenzial für Entwicklung zu finden ist. Dort ist der Treibstoff, dort die Bewegung, da liegt ein gewaltiges Potenzial an bisher ungenutzter Energie. Darauf wird der Schamane seinen Willen immer richten. Als Naturgesetz formuliert, müsste es vielleicht lauten: Der nach Kraft und Entwicklung Strebende, wendet sich im Konflikt nach innen.

Das ist die Richtung, in der Kraft zu finden ist.

Blicken wir stattdessen auf den anderen im Streit, dann führt dieser Weg zu Verletzung, Ungerechtigkeit, Verhärtung der Fronten, Rechthaberei und Macht-streben.

Nur ganz nebenbei: Wie trostlos, hoffnungslos und ahnungslos stehen all die pseudospirituellen Menschen jetzt da, die ihre Konflikte unter den Teppich kehren, verleugnen oder sofort abbügeln, weil sie ihrem Bild, ihrer Rollenvorstellung eines spirituellen Menschen nicht entsprechen. Tatsächlich wird mir mitunter vorgeworfen, noch nicht genügend erleuchtet oder nicht wirklich weise zu sein, weil ich ab und zu in Konflikte gerate. Der konfliktfreie Heilige ist einfach ein völlig verkehrtes Bild von Spiritualität, so wie auch die harmonische Ehe in einer konfliktfreien Zone ein völlig falsches Bild von Beziehung darstellt. Kein spiritueller Mensch, der noch bei Sinnen ist, jedenfalls nicht heutzutage im Zeitalter von Mindell und Mediation, wird freiwillig nur um des Images willen auf diese Quelle der Kraft verzichten. Die Phasen der Harmonie, die wir so lieben, sind unsere Erholungspausen zwischen den Wachstumsherausforderungen. Wir müssen den Konflikt nicht suchen. Der findet uns schon von allein. Und wenn wir noch am Anfang unseres spirituellen Weges stehen und noch nicht den Mut haben, Konflikte offen und vor anderen auszutragen, na gut, dann eben alleine im Kämmerlein. Auch wenn du gestern im Streit geschrien und getobt hast, hindert dich nichts daran, heute, da du alleine zuhause bist, einmal ganz vorsichtig und behutsam auf dich selbst zu blicken. Es sieht dich ja niemand. Es ist auch zuviel verlangt, dass wir in unserer unendlichen Weisheit sofort noch mitten im laufenden Konflikt auf Einsichten stoßen und unsere verletzten Ichs bemuttern sollen. Morgen ist auch noch früh genug. Nächstes Jahr ist allerdings schon zu spät. Dann wird es dir vermutlich nicht mehr gelingen, dich an alles zu erinnern. Aber keine Angst, der nächste Streit kommt bestimmt.

Kapitel 9 - Axiom 8

Jeder Schamane besitzt einen direkten Zugang zur Quelle der Kraft und Wahrheit.

Ein direkter Zugang zur Quelle der Kraft und Wahrheit ist eigentlich das Geburtsrecht eines jeden Menschen. Nur haben wir in den letzten paar Tausend Jahren das Ego entwickelt, unglaublich ausgebaut und entfaltet. Unser Ego liegt wie ein riesiges, verfilztes Wollknäuel auf dem Zugang zur göttlichen Kraft. Da geht nichts mehr durch.

Ich spreche hier von einem Wollknäuel, das den ganzen Raum ausfüllt vom Fußboden bis zur Decke. Damit laufen die meisten Menschen ihr Leben lang herum. Dieses Knäuel besteht aus unendlich vielen Gedanken, aus Ängsten, Verhaltens- und Denkmustern, Glaubenswahrheiten, Egogefühlen, Traumata, Urteilen und wer weiß was noch alles. Wenn ein Mensch sagt: „Es gibt keinen Gott", kann sich sehr vieles dahinter verbergen. Glaubt er nicht an einen Gott, weil er Angst vor Enttäuschung hat? Ist es, weil sein rationaler Verstand ihm sagt Glauben sei irrational? Spricht er so, weil er Macht über andere ausüben will?

Tatsächlich gibt es heutzutage sehr viele Menschen, die überhaupt nicht mehr wissen wie man fühlt. Das Denken hat so Überhand genommen, dass die Menschen das Fühlen nicht nur vergessen, sondern regelrecht verlernt haben. In den Seifenopern wird zwar ununterbrochen über Gefühle gesprochen und die Menschen nehmen sich erschreckenderweise ein Beispiel daran, doch das ganze Gerede über Gefühle hat mit wirklichem Fühlen nichts mehr zu tun. Viele, wirklich viele meiner Klienten können auf die

Frage, was fühlst du, entweder gar keine Antwort mehr geben oder eine falsche. Falsche Antworten sind zum Beispiel Antworten, die mit den Worten beginnen: „Also, ich denke…“

Mir werden Körperwahrnehmungen, Konzepte, Prinzipien und Gedanken angeboten, aber keine Gefühle. Nun ist es aber so: Gott spricht Gefühl!

Gott spricht die ganze Zeit über zu uns, er hat quasi seinen eigenen „Radiosender“, über den er ununterbrochen sendet. Und dieser Sender heißt Gefühl. Um Gott zwischen all dem Rauschen der übrigen Sender (Werbung, Lehrer, Eltern, Freunde, Bücher, Weise Menschen usw.) hören zu können, müssen wir in der Lage sein, uns diesen einen speziellen Sender einzustellen. All die Menschen, all die Fernsehsendungen, all die Bücher, sie sagen dir tagtäglich so viele Dinge. Wie kannst du wissen, was richtig und was falsch ist?

Ganz genau, das musst du fühlen. Dein Gefühl wird dir immer mitteilen, ob eine Idee, ein Vorschlag oder ein Plan gut für dich ist oder nicht. Auch unsere Eltern, ja selbst unsere Weisen können sich irren und dir einen völlig verkehrten Weg weisen. Aber dein Gefühl ist verbunden mit jener einen großen Kraft.

Wenn eine weise Frau oder ein Schamane mit der Ausbildung beginnt, dann beginnt auch ein langjähriger Prozess, in dem Egostrukturen erkannt, umprogrammiert, transformiert oder geheilt werden, je nachdem. Das große Wollknäuel wird langsam kleiner. Mit der Zeit – und wir sprechen hier ganz klar von Jahren, nicht von Monaten, Wochen oder gar Tagen – entsteht dort, wo das Egoknäuel alles verstopft hatte, langsam ein freier Raum. Der Schamane beginnt die Wahrheit wahrzunehmen, anstatt all seiner eigenen Projektionen und Interpretationen. Und irgendwann gelingt es ihm, den Kontakt herzustellen. Viele Menschen, die ab und zu eine Intuition haben denken, sie seien bereits in Kontakt. Nun ja, sind sie auch, in gewisser Weise. Wenn wir hier und dort aber mal einen Ton in dem ganzen Rauschen hören können, kennen wir noch längst nicht die Musik.

Ein fertiger Schamane hat einen breiten und direkten Zugang zur großen Kraftquelle und kann sich mit Gott „unterhalten", was bedeutet, dass Gott auch antwortet. Dies jedoch nicht über Zeichen, auf die man erst noch warten muss. Gott sendet dir Gefühle in dein Herz und zwar in dem Augenblick, da du gefragt hast.

Hier entstehen für das Ego erst einmal neue Probleme.

Die Menschen fragen mich oft, aber warum kann Gott es mir nicht einfach in Worten sagen? Zugegebenermaßen habe ich auch immer mal wieder Momente, wo ich mir wünschte, dies sei möglich. Aber das ist es nicht. Der Hauptgrund dafür liegt im 13. und zugleich wesentlichsten Axiom „alles dreht sich um Entwicklung". Darauf komme ich noch zu sprechen. Hier will ich es erst einmal anders erklären.

Stelle dir vor, du führst ein Gespräch mit einem Weisen. Auf welcher Ebene findet so ein Gespräch statt? Auf der Verstandesebene. Solange ihr nur beim Reden bleibt, wird das Gespräch auch nur sehr geringe tiefere Wirkung für dich haben. Du fragst, der Weise antwortet. Hinterher bist du schlauer. Aber du hast dich nicht verändert. Und was passiert mit all dem Wissen, das wir in unseren Köpfen ansammeln? Richtig, es wird wieder vergessen. Kannst du noch alle deine Russischvokabeln? Weißt du noch, wie man im Englischen die If-Sätze aufbaut? Kannst du noch deine lateinischen Deklinationen aufsagen? Falls du dies noch kannst, dann wahrscheinlich, weil du diese Informationen häufig verwendest. Alle nicht verwendeten Informationen beginnen allmählich zu verblassen. Was in unserem Kopf ist, das dringt selten in die Persönlichkeit ein. Eigentlich sollte unser

Wissen uns verändern. Also, wenn wir zum Beispiel Ethik Unterricht haben, dann sollte uns das zu besseren Menschen machen. Das ist zumeist nicht der Fall. Warum nicht? Warum können die Informationen, die der Verstand erhalten hat, denn nichts bewegen?

Ich habe im Laufe der Jahre so viele Schüler gehabt, aber nur die wenigsten sind wirkliche Schamanen oder weise Frauen geworden. Die meisten haben nicht zulassen können, dass all die Übungen, die wir zusammen gemacht haben, wirklich Einfluss auf sie hatten. Für mich ist das sehr seltsam, denn ich kenne es gar nicht anders. Und ich habe keinerlei Interesse an Wissen, das mich nicht verändert und verbessert. Du musst Schamane SEIN und nicht nur Schamane lernen.

Ein Beispiel:

Stelle dir vor, du hast durch eine Übung erkannt, dass deine Ego-Strukturen deine Beziehungen zerstören. Eigentlich müsstest du dich dann doch sofort überall deine Egostrukturen hermachen und sie transformieren. Eigentlich müsstest du doch sofort darauf drängen, dass dein Lehrer dir eine Übung oder einen Trick beibringt, wie du das selbst bewerkstelligen kannst. Sann sollten eigentlich die kommenden Wochen dazu dienen, diese Strukturen zu erkennen, zu heilen und zu transformieren. Ich habe das immer so gemacht. Ich kann es mir nicht wirklich erklären, warum andere das nicht tun. Wieso entscheiden sich die meisten Menschen gegen sich selbst? Wieso beschließen sie, weiterhin ihre Beziehungen zu zerstören, anstatt sofort etwas dagegen zu unternehmen? Keine Zeit? Aber die kann man sich doch nehmen.

Als ich noch eine Schülerin war und ganz am Anfang meines spirituellen Weges, da hatte ich auch so ein gewaltiges Egowollknäuel in meinem Kopf. Ich habe bald erkannt, wie sehr das gegen mich arbeitete. Ich wollte doch glücklich sein, nette Freunde haben, ein schönes Leben führen. Stattdessen hatte ich Probleme, Krisen und Konflikte. Eine Weise lehrte mich eine Übung, die geeignet war, ein gehöriges Ende des Egoknäuels aufzulösen. Das faszinierte und inspirierte mich zutiefst. Die Vorstellung, wirklich etwas bewirken und in Ordnung bringen zu können, ich alleine mit mir selbst, so dass ich nicht mehr immer wochenlang für die nächste Sitzung sparen musste, in der sich endlich wieder etwas Gutes für mich tat, das war ganz toll für mich. Die Übung dauerte immer so etwa zwei Stunden. Ich stand jeden Morgen um fünf Uhr auf und machte die Übung. Nach der Arbeit machte ich die Übung ein zweites Mal. Tatsächlich gelang es mir, mithilfe jener Übung ein richtig großes Stück Ego umzuprogrammieren. Die Übung eignete sich nicht für alle Arten von Egostrukturen. Hier ging es vor allem um die Auflösung von Selbsthass. Ich wiederholte die Übung etwa drei Monate lang fast täglich zweimal, bis ich das Potenzial völlig ausgeschöpft hatte.

Was ich mit diesem Beispiel sagen will ist folgendes: Spiritualität kommt nicht von alleine. Man muss sie praktizieren. Es gibt keine wirkliche Trennung zwischen unserer Spiritualität und unserem Leben. Wieso eine gute Übung kennen und sie dann nicht auch ausführen?

Ich weiß eigentlich nicht, warum die Menschen es anders halten, warum sie nicht zulassen, dass ihr Kopfwissen auch etwas mit ihrem Gefühl macht. Aber bei den allermeisten ist es eben so. Und Gott weiß das auch. Du bist aber nicht deine Gedanken. Du bist nicht dein Verstand. Dein Verstand ist nur ein Computer gefüllt mit deinem Wissen und nicht mehr. Dein Verstand ist sogar nur deine kleinste Einheit. Zurzeit bestehen die Menschen darauf, nur als ihre kleinste Einheit zu existieren, nur als Verstand. Wenn Gott in Worten zu dir spricht, dann spricht er nur zu deinem Verstand. Der Rest von dir bekommt nichts mit. Das bringt dir gar nichts. Wenn du Gott zum Beispiel fragst: Was ist meine Lebensaufgabe.

Und er würde antworten: Deine Aufgabe ist es, den Menschen als Heiler zu dienen.

Bist du dann schon ein Heiler? Keineswegs! Du bist noch nicht mal im Ansatz ein Heiler. Du hast noch keine Kraft, keine Ausbildung, kein Heilerwissen. Du weißt nichts über die Verantwortung, die mit jener Aufgabe zusammenhängt, über die Fehler, die passieren können, über die Machtspielchen, die die Kranken mit dir abziehen werden. Zwischen dir und deiner Lebensaufgabe liegt nämlich noch dein Lebensweg. Der will erst einmal gegangen sein. Und wozu brauchst du diese Aussage von Gott? Warst du nicht auch schon vorher begeistert von der Heilerarbeit? Hast du nicht auch schon vorher mit Interesse Fernsehberichte über Heiler gesehen und dir heimlich gewünscht, das auch zu können? Brauchst du die Erlaubnis von Gott? Die hast du sowieso! Gott unterstützt all deine Pläne. Du darfst dir deine Ziele selber setzen. Die Antwort Gottes hat dir nicht, aber auch gar nichts gegeben. Dafür brauchst du Gott nicht. Dafür kannst du bei Quesico anrufen und eine Kartenlegerin fragen, wenn es denn unbedingt sein muss.

Wenn du dich an die höchste Quelle wendest, dann kommt natürlich auch eine bessere Antwort und diese Antwort wird dahin gesendet, wo du wirklich BIST, nicht dahin wo du denkst. Wie gesagt, dein Verstand ist deine kleinste Einheit. Gott unterhält sich nicht mit deinem kleinen Zeh, sondern mit DIR. Und du sprichst dann auch nicht mit Gottes kleinem Zeh, sondern mit der Quelle aller Weisheit und Liebe. Alle Antworten Gottes landen immer in deinem Gefühl.

Sie verändern und transformieren dich stets ein klein wenig mehr.

Du stellst eine Frage und als erste Antwort verändert sich das Gefühl in dir ein klein wenig. Alles, was du fühlst, das ist auch ein Teil von dir und du kannst es fühlend verstehen. Dazu ein Beispiel:

Stelle dir einen wütenden Menschen vor und du selbst bist – sagen wir mal – immer friedlich und harmoniesüchtig. Du erlebst diesen wütenden Menschen und schüttelst nur verständnislos den Kopf. Wieso regt der sich so auf? Was ist denn mit dem los? Das kann man auch anders besprechen.

Bis du eines Tages selbst die Wütende bist. Irgendjemand hat es geschafft, dieselben Gefühle auch in dir wachzurufen. Wenn du ein bewusster und spiritueller Mensch bist, dann wirst du dich an jenen wütenden Menschen erinnern. Jetzt fühlst du dich genauso, wie er sich gefühlt haben muss. Und in dir findet ein Aha-Erlebnis statt. Ach sooooo! Das war es also. So fühlt man sich, wenn man sich so benimmt. Du verstehst es, weil du es jetzt auch gefühlt hast. Selbst wenn du ein ganzes Buch über Aggression gelesen hättest, würdest du jenen Mann dadurch nicht wirklich verstehen. Bücher geben dir nur Interpretationen, was vielleicht sein könnte. Aber wenn du selber das gleiche fühlst, dann verstehst du. Fühlen bedeutet leben, fühlen ist Sein. Brauchst du noch ein Beispiel? Okay, ich habe noch eines.

Eine Klientin von mir hatte sechs Kinder. Sechs Kinder, das bedeutet jeden Tag eine riesige Menge Abwasch, jeden Tag Wäsche waschen, Wäsche aufhängen, abhängen, zusammenlegen, jede Menge putzen, kochen und vor allem Unmengen von Nahrungs- und Putzmitteln schleppen und ranschaffen. Du weißt schon, Colakisten, Limokisten, was die Kinder alles so haben wollen. Das trägt sich nicht von alleine. Ihr Ehemann, der zum Glück sehr gut verdiente, hielt all dies für so selbstverständlich, dass er ihre Leistung gar nicht mehr hinterfragte, bis sie eines Tages krank wurde und für mehrere Wochen im Krankenhaus liegen musste. Voller Optimismus nahm der Mann sich frei, um in dieser Zeit selbst das Haus zu führen. Als die Frau nach etwa drei Wochen wieder nach Hause kam, hatte er eine Haushaltshilfe eingestellt. Und diese Haushaltshilfe blieb dann auch.

Der Mann konnte ja gar keine wirkliche Vorstellung von ihrer Arbeit haben, solange er sie nicht selbst erlebt hatte. Als er selber auf einmal zwischen lauter schreienden und fordernden Kindern stehend Essen kochen, Wäsche waschen, putzen und einkaufen musste, da war dies die Gelegenheit für ihn zu erfahren, wie sich das anfühlt. Jetzt war dies keine Theorie mehr, sondern erlebte und gefühlte Praxis. Und da wurde ihm klar, wie schwer die Arbeit seiner Frau eigentlich ist und was für eine gewaltige Leistung sie täglich vollbringt. Fühlen ist Leben.

Niemand kann sich Schamane nennen, wenn er nicht fühlen kann. Schamanen wissen um die Wahrheit der Gefühle. Ein Schamane kann nicht nur mit Gott, sondern auch mit Bäumen, Pflanzen und Tieren sprechen. Dies geschieht über Einfühlung. Ein Schamane hat sich weitestgehend von seinem Ego befreit und jenen Bereich seines Innern, wo zuvor das große Wollknäuel alles verstopft hatte, mit fühlender Wahrnehmung angefüllt. Als wahrer Schamane fühlt und spürt er die Wahrheit und nicht die Interpretationen eines dem Gefühl vorangeschobenen Verstandes. Erinnerst du dich an das Beispiel von Lena und Carola? Lena hat den Schmerz von Carola zwar gespürt, aber als Hass interpretiert. Ihr eigenes Trauma, ihre früheren Erfahrungen von Zurückweisung (das sind alles Ego-Strukturen) konnten noch nicht zulassen, dass sie die Sendung, die da von Carola kam, wirklich nur fühlend verstand. Das aber ist möglich. Ich sagte ja bereits, es ist eine Arbeit von Jahren. Wenn das Ego wirklich nicht mehr stört, dann können wir bei allem, was uns widerfährt, völlig entspannt und gelassen fühlen, was es wirklich ist.

Dazu auch einige Beispiele:

Vor vielen Jahren betrat ich einmal meine Wohnung - es war meine erste eigene Wohnung in meiner Studentenzeit – und im selben Moment wusste ich, dass bei mir eingebrochen worden war. Ich habe die Fremdenergie sofort gespürt.

Ein anderes Beispiel. Als ich noch zusammen mit meinem Vater und Bruder in Schletau im Wendland lebte, da praktizierte ich ja bereits als weise Frau. Ich hatte ein schönes kleines Zimmer, in dem ich mit Klienten sitzen und sprechen konnte. Eines Tages verreiste ich für drei Tage. Als ich zurückgekehrt war und mich auf meinen Sessel setzte, da spürte ich: Hier hat jemand gesessen und sich dabei sehr unwohl gefühlt. Ich fragte meinen Vater und er sagte mir, ein Klient sei während meiner Abwesenheit unangemeldet erschienen. Daraufhin habe er eine Schülerin von mir angerufen, die dann gekommen war und versucht hatte, die Sitzung zu geben. Als ich die Schülerin fragte, bestätigte sie mir, dass sie sich fürchterlich unwohl in der Rolle als Sitzungsgeberin gefühlt hatte.

Mittlerweile habe ich mir angewöhnt, grundsätzlich immer auf mein Gefühl zu hören, selbst dann, wenn der Impuls zunächst keinen Sinn zu ergeben scheint. Oft zeigen sich die Gründe erst später. So war ich beispielsweise einmal mit meinem geliebten Elektrodreirad auf dem Weg nach Salzwedel, als ich auf einmal so ein intensives Gefühl von Nicht-Wollen verspürte. So ein missmutiges, mauliges Gefühl, als wäre ich ein kleines Kind, das sagt: Ich will aber nicht nach Salzwedel. Das war merkwürdig, weil ich beim Losfahren ja noch gewollt hatte. Aber ich beschloss, dem Gefühl nachzugeben und kehrte um. Zuhause stand eine alte Freundin vor meiner Tür, die ich jahrelang nicht gesehen hatte. Sie war spontan und ohne Ankündigung an meine Tür gekommen. Das konnte ich vorher nicht wissen. Aber jetzt war ich froh, umgekehrt zu sein. Wir verbrachten zusammen einen wundervollen Nachmittag in meinem Garten.

In der Zeit, in der die Schamanen dies erst noch lernen, besteht natürlich immer die Gefahr von Fehlinterpretationen. Dafür benötigt man einen Lehrer. Es geht wirklich nicht ohne. Ich erinnere mich gut an die Zeit, als ich noch Schülerin eines Schamanen war. Die anderen Schüler und ich, wir haben wirklich um die Wette gesponnen. Andauernd glaubten wir, irgendetwas Wesentliches gespürt zu haben und er sagte nur immer wieder zu uns: Was ist denn das wieder für ein Tüttelkram?

Und das war es auch, Tüttelkram, Hirngespinste entstanden aus Egostrukturen, die spirituell sein wollten, oder die anderen übertrumpfen wollten, oder den Lehrer beeindrucken wollten. Gerade heute Morgen telefonierte ich mit einer Klientin, die meinte, sie könne mit Gott reden. Als sie ihn gefragt hatte, was sie tun solle, da habe er geantwortet: Ziehe nach Köln.

In unserem Gespräch wurde dann aber sehr deutlich, dass sie sich schrecklich davor fürchtete, alleine in eine große Stadt zu ziehen, noch dazu eine, die so weit weg war. Sie hatte auch gar nicht die innere Kraft und das Standing dafür, sich selbst so etwas zuzumuten. Man zieht doch nicht einfach mal eben so in eine fremde Stadt, wenn man dort gar nichts hat, keinen Job, keine Wohnung, keine Freunde. Das bringen vielleicht ganz junge Leute fertig, die vor allem aus dem elterlichen Nest flüchten wollen, aber für ältere Menschen ist das heftig. Allein in einer fremden Stadt, ohne Freunde, ohne alles! Das kann Gott ihr ja wohl kaum geraten haben. Warum sollte Gott sie so überfordern? Ich sagte ihr, dass es einen einfacheren Weg für sie geben müsste. Vielleicht wird sich ja irgendwann in Köln etwas für sie auftun. Vielleicht entdeckt sie dort – was weiß ich – ein tolles Mehrgenerationenhaus, in das sie ziehen kann oder eine WG, in der bereits Freunde von ihr leben, oder einen neuen Arbeitsplatz, zu dem auch eine Wohnung gehört. Wenn sich das aufgetan hat, kann sie immer noch umziehen.

Dieselbe Stimme hatte ihr auch gesagt, sie solle den Menschen als weise Frau dienen. Eine Aufgabe, von der sie sich so überfordert fühlte, dass es sie fast in die Psychose trieb. Ich sagte zu ihr, dass sie überhaupt noch nicht bereit sei, irgendeiner Lebensaufgabe nachzugehen, welcher auch immer. Sie müsse erst einmal den aufrechten Gang erlernen. Sie war permanent krank, hatte keine Arbeit, kein Geld, war depressiv und fürchtete sich zu Tode vor ihrer eigenen Kraft. In diesem Zustand kann sie der Welt nicht dienen. Ihre vorrangige Aufgabe muss es jetzt erst einmal sein, für sich selbst zu sorgen, für ihre Gesundheit, ihr Wohlbefinden, für ihre gebeutelte Seele und für ihren Unterhalt. Sobald sie aufrecht gehen und stehen kann, ist die Zeit gekommen, sich über Lebensaufgaben Gedanken zu machen. Es ist nicht unbedingt erforderlich, dass eine weise Frau ALLE ihre Probleme schon gelöst hat, bevor sie anfangen kann mit anderen zu arbeiten. Das geht schon deshalb nicht, weil sich im Laufe des Lebens immer wieder neue Probleme einstellen werden. Aber gewisse Basisstrukturen müssen gelegt sein.

Die Stimme, die sie gehört zu haben glaubte, war gewiss nicht die Stimme Gottes. Gott hat kein Interesse daran, ihr Leid zu vergrößern oder zu manifestieren, indem er sie vor Aufgaben stellt, denen sie zurzeit noch gar nicht gewachsen ist. Das ist eine der ganz typischen Fallen auf dem Weg. Als Schüler haben wir noch zu viel Ego einerseits, und zu wenig Erfahrung andererseits. Wir können noch nicht unterscheiden, mit welcher Kraft wir da gesprochen haben. War das Gott? War das mein Ego? Wir brauchen eine Lehrerin oder einen Lehrer, die/der das bereits kann und unverbrüchlich in der Wahrheit steht. Dieser Weg ist schwierig und nicht ganz ungefährlich. Ein falscher Lehrer kann dich in größte Schwierigkeiten bringen. Ich kenne einen Fall, wo der so heiß geliebte spirituelle Lehrer seine Schüller davon abhielt, sich medizinisch untersuchen zu lassen. Stattdessen verordnete er Diäten, Vegetarismus und dergleichen. Bis es schließlich nicht mehr ging und eine der Frauen ins Krankenhaus kam. Ihr Brustkrebs hatte sich schon weit ausgebreitet. Sie ist dem Tode gerade mal so eben noch „von der Schippe gesprungen“.

Um Wahrheit fühlen zu lernen und mit Gott kommunizieren zu können, brauchen wir heutzutage einen guten Lehrer, der uns dabei hilft, unsere Egostrukturen zu erkennen und uns davon zu lösen.

Ich glaube, jetzt ist es ganz deutlich geworden, warum es so schwierig ist, das 8. Axiom zu verwirklichen.

Jeder Schamane besitzt einen eigenen direkten Zugang zur Quelle der Kraft und Wahrheit. Schamanen und auch andere spirituell wirklich Suchende bahnen sich diesen Zugang und werden nicht ruhen, bis sie ihn gefunden haben. Und sie werden sich auch nicht scheuen, ihre Quelle zu überprüfen. Ein Schamane, der diesen Zugang nicht hat, kann uns nicht wirklich dienen. Seine Weisungen werden woher kommen? Aus seinem Ego, seinen Moralvorstellungen, aus Büchern oder einer Tradition. Das alles aber ist keine Wahrheit. Es ist nicht seine eigene gelebte Wahrheit. Es wird darum auch keine nennenswerte Kraft besitzen. Wenn du mit einem echten Schamanen oder einer echten weisen Frau sprichst, dann wirst du eine ganz andere Kraft spüren. Du wirst merken, dass alles, was du hörst, einer besonderen Quelle entspringt, und es wird sich deutlich unterscheiden, von all den Ratschlägen, die du bisher zu hören bekommen hast. Es wird liebevoller sein, klarer, einleuchtender, einfacher und zugleich kraftvoller. Ist es das nicht, sprichst du mit keinem echten Weisen.

Willst du selbst Schamane oder weise Frau werden, dann trachte danach, dir auch einen solchen Zugang zu eröffnen und ruhe nicht, bis es dir gelungen ist.

Und in wie fern, erzählt uns auch dieses Axiom etwas über die Bewegung der Energie? Die Energie bewegt sich von Gott zu dir, aus der göttlichen Fülle in dein Leben. Und wenn du noch verstopft bist, dann kannst du zu einem gehen, der schon befreit ist. Dann kann die göttliche Energie durch ihn zu dir gelangen.

Der Schamane trachtet ein Leben lang danach, seinen Kanal immer nicht mehr zu öffnen und zu erweitern. Und die Quelle zögert nicht, jeden neuen Zugang und jede neue Öffnung zu nutzen.

Es wird dir vielleicht nicht alles gefallen, was du dann hörst und erfährst. Wer hört schon gern, dass er verstopft ist? Aber du wirst stets fühlen, dass du nicht verurteilt wirst, denn Gott verurteilt dich zu keinem Zeitpunkt. Eine weise Frau kann dir Wahrheit geben und dich auf Fehler aufmerksam machen, und du wirst trotzdem nicht das Gefühl haben, dumm oder verkehrt zu sein. Die Wahrheit ist nun einmal die Wahrheit und das wird sie auch immer aussprechen. Die weise Frau sagt dir nicht, du hast richtig gehandelt, wenn du gerade einen Riesenfehler gemacht hast. Ein guter Arzt sagt dir ja auch nicht, deine Leber sei in Ordnung, wenn du Leberkrebs hast. Solche Lügen würden dir nicht nützen und es ist die Aufgabe der Weisen, den Menschen zu dienen und zu nützen. Man wird dir also die Wahrheit sagen. Aber du bist trotzdem wundervoll. Du bist trotzdem großartig, aufrichtig bemüht, liebevoll und wunderbar, auch wenn du einen Fehler gemacht hast.

Kapitel 10 - Axiom 9 & Axiom 10

Jede Handlung in dieser Welt, erzeugt ihre eigenen Konsequenzen. Wenn wir eine Handlung begehen, dann gehören die Konsequenzen dieser Handlung auch zu uns.

~

Nicht Handeln ist auch eine Handlung und erzeugt ebenfalls Konsequenzen.

Diese beiden Axiome beschreiben wieder eines der echten Naturgesetze menschlichen Handelns. Was auch immer ich sage oder mache, verschweige oder unterlasse, es zieht Konsequenzen nach sich, denen ich mich stellen muss. Mitunter haben wir die Möglichkeit, diese Konsequenzen vorher zu erkennen, oft aber auch nicht, was die meisten Menschen nicht daran hindert zu handeln. Ich sehe die Menschen so oft Dinge tun, die mir absurd erscheinen. Beispielsweise hatte ich eine Klientin, die sich nach einem längeren Kururlaub noch am Tage ihrer Rückkehr von ihrem Ehemann trennte. Diese Frau hatte auf ihrer Kur den schriftlichen Rat mit nach Hause bekommen, keine lebenswichtigen Entscheidungen innerhalb der ersten drei Tage nach ihrer Rückkehr zu treffen. Offenbar ist es den Therapeuten dort bekannt, was in den Menschen passiert, wenn sie wieder zuhause angekommen sind. Später hat diese Frau ihre Entscheidung bitter bereut, aber ihr Ehemann blieb stur und zog die Scheidung durch. Sicher könnte man jetzt sagen, dass in so einem Fall ihre Ehe sowieso keinen Bestand mehr hatte. Aber vielleicht hätte eine Paartherapie helfen können. Zumindest ist ganz deutlich, dass diese Frau gegen ihre eigenen Interessen gehandelt hat. Einem spontanen Impuls folgend hatte sie ihr ganzes Leben umgeworfen. Menschen tun so etwas. Sie handeln, als gäbe es keine Konsequenzen.

Ein anderes Beispiel.

Ein Klient berichtete mir, er habe in seinem Leben immer wieder heftige Ablehnungserlebnisse. So habe er beispielsweise mit seiner Chefin in einer Beratung gesessen. Die Stimmung sei friedlich gewesen und sie habe ihre Pläne für die Firma erläutert. Als er seine Zustimmung äußerte, da habe sie ihn urplötzlich wie eine Furie angebrüllt, sie bräuchte seine Zustimmung nicht und sie wolle seinen Scheiß nicht mehr hören. Er hatte noch eine ganze Menge ähnlicher Erlebnisse auf Lager, die er mir berichtete. Während der Sitzung bemerkte ich sehr schnell, dass dieser Klient mir auf die Nerven ging. Es ist sehr wichtig für einen weisen Menschen, so etwas zu bemerken. Darin kann sich der Schlüssel zum Problem des jeweiligen Klienten verbergen. Ich hörte zu und beobachtete: Was tut er? Womit nervt er mich, während er mir sein Problem darstellt? Dadurch fiel mir auf dass dieser Mann provozierte. Er sorgte beständig für lauter kleine „Enttäuschungen" während des Gespräches. Glaubte ich, eine Idee zu haben, schmetterte er sie ab, indem er plötzlich mit einer wichtigen Information herauskam, die er zuvor zurück gehalten hatte. Schlug ich eine Marschrichtung vor, hieß es plötzlich, nein, dieser Aspekt sei ihm nicht so wichtig. Berief ich mich auf etwas, das er mir vor fünf Minuten gesagt hatte, so korrigierte er den Beitrag und veränderte ihn so, dass er nicht mehr nützlich sein konnte. Waren wir an einem interessanten Ansatzpunkt angelangt, zog er diesen wieder zurück. Auf diese Weise hatte ich keine Chance, ihm eine gelungene Sitzung zugeben, was ich natürlich gern wollte. Ich fühlte mich davon provoziert und sagte ihm dies auch. Tatsächlich wurde die Sitzung an diesem Punkt für eine kleine Weile interessant. Aber gegen Ende behauptete er, dies alles schon gewusst zu haben. Ich sagte zu ihm: „Du wusstest, dass du die Menschen die ganze Zeit provozierst?“

Er bejahte dies. „Und du bist nie auf die Idee gekommen, dass da ein Zusammenhang besteht zwischen deiner Provokation und deinen Ablehnungserlebnissen?“

Die Ablehnung war die Konsequenz seines Verhaltens. Vielleicht sind nicht alle Menschen in der Lage, so klar zu benennen, was sie an diesem Mann eigentlich stört, aber sie empfinden alle Ablehnung. Wer hat schon Lust auf jemanden, der einen beständig enttäuscht und ins Unrecht setzt? Weiter als bis zu diesem Punkt sind wir in seiner Sitzung nicht gekommen und er kam nie wieder. Aber immerhin, jetzt weiß er Bescheid. Er weiß, was er tut. Er kennt die Konsequenzen seines Handelns. Nun kann er bewusst entscheiden, ob die Handlung es ihm wert ist, mit den Konsequenzen zu leben. Ich an seiner Stelle würde mich gegen das Provozieren entscheiden. Sicher wird es wohl noch Arbeit und vielleicht Therapie brauchen, wenn er lernen will, damit aufzuhören. Es wird aber machbar sein. Verhaltensweisen kann man ablegen, sie sind kein Teil unseres Wesens, sondern nur Egostrukturen. Soweit ich mitbekommen habe, hat er sich dafür entschieden, die Information zu ignorieren, weiterhin ätzend zu anderen zu sein und sich im Selbstmitleid über die gemeinen Ablehnungen seitens der Menschen zu suhlen. Tja, seine Entscheidung.

Kennst du das Lied „Life ist life“ von der Gruppe Opus?

In dem Lied heißt es „you all got the power and you all got the best.“

Zu Deutsch: Ihr alle habt die Kraft bekommen und ihr alle bekamt das Beste. Das ist ein sehr schöner und zugleich wahrer Gedanke. Wir alle haben für unser Leben ein gewisses Maß an Kraft bekommen und dazu einige Qualitäten. Die Qualitäten sind unterschiedlich, aber keiner wurde vergessen. Jeder von uns hat einige Fähigkeiten und Interessen. Nun ist es an uns zu entscheiden, was wir damit tun und wie wir damit leben wollen. Einige Menschen entscheiden sich dafür, ihre Qualitäten zu entwickeln und etwas daraus zu machen. Sie lernen Berufe, bilden sich weiter, lesen, besuchen Privatstunden und ähnliches, um ihre Fähigkeiten zu entwickeln und zu vervollkommnen. Andere entscheiden sich, dies nicht zu tun. Einige entscheiden sich dafür, sich nicht zu entwickeln und anderen die Schuld dafür zu geben. „Ich hatte ja keine Chancen, ich wurde nicht gefördert, ich komme aus bescheidenen Verhältnissen, meine Eltern hatten kein Geld, meine Lehrer mochten mich nicht…"

Wofür auch immer wir uns entscheiden, es wird Konsequenzen haben.

Von Leben zu Leben haben wir immer jeweils nur die eine Kraft und die eine handvoll Möglichkeiten. Es ist so, als stünden wir vor einer Pipeline. In diese Pipeline können wir unsere Kraft einfließen lassen. Ihr Ende ist dort, wo wir uns unser persönliches Ziel gesteckt haben: ein eigenes Haus, einen Job in der Philharmonie, Filmemacher lernen, Germanys Next Top Modell werden, eine Familie gründen, Chefarzt in einem Krankenhaus sein oder Altenpflegerin. Wir dürfen die Ziele selbst bestimmen. Überlassen wir das anderen, unseren Eltern zum Beispiel, wird auch das Konsequenzen haben. Und nun stehen wir also vor unserer Pipcline und können unsere Lebenskraft in sie einleiten. Unglücklicherweise beachten die meisten Menschen dabei nicht die Konsequenzen. Sie stechen immer neue Löcher in ihre Pipeline, lassen immer wieder einen Teil ihrer Kraft austreten und richten sich auf andere Ziele. Für manche Menschen ist selbst das Rechthaben als Ziel wichtig genug, um einen Gutteil ihrer Lebenskraft darin zu investieren. Sie streiten sich, reiten auf Prinzipien herum, beschäftigen die Gerichte damit. Aber all das können sie nur mit ihrer Lebenskraft tun. Diese geht dann in der Pipeline verloren und es kann dadurch passieren, dass das eigentlich angestrebte Ziel nie erreicht wird. Wenn wir unterwegs so viel Kraft verlieren in unseren Streitigkeiten, oder in den Liebeskummern (da habe ich seinerzeit viel Kraft verloren), in Nebenzielen, in ausdauerndem Gejammer und Selbstmitleidorgien, in der Beschuldigung anderer, oder vielleicht für unser Image, für das wir teure Markenkleidung und ein riesiges Auto brauchen, dann verliert sich die Kraft. Wir werden unser Ziel nicht erreichen und das ist keine Ungerechtigkeit Gottes oder des Schicksals. Das ist einfach die Konsequenz unseres Handelns.

In der Schamanenausbildung, die ich hier im Hause gebe, erleben wir mitunter folgende Situation: Teilnehmer beginnen die Ausbildung und sind zunächst ganz begeistert. Dann geschieht meistens etwas, das mit mir zu tun hat. Ich sage etwas, mache etwas, das den Teilnehmern nicht gefällt. Beim letzten Mal war es nur, dass ich verärgert reagiert hatte, weil jemand (Unbekanntes) die Heizung im Schlagraum aus der Wand gerissen hatte. Ich hatte so etwas geäußert wie: „Immer dasselbe! Immer machen die Leute etwas kaputt und keiner will es dann gewesen sein.“ Das war mit Sicherheit nicht gerade die weiseste, großartigste oder liebevollste Aussage meines Lebens, aber Herrgott noch mal, ich bin eben auch frustriert, wenn ich schon wieder einer teuren Reparatur ins Auge sehen muss. Über diesen Satz von mir hat sich eine Teilnehmerin, nennen wir sie einmal Edith, so aufgeregt, dass sie mich wochenlang mit Kritikemails bombardierte und schließlich aus der Ausbildung ausstieg. Dies jedoch nicht ohne zuvor noch einen drei Seiten langen Brief voller winziger Kritikpunkte und endloser auf mich gerichteter Anschuldigungen an alle Akademiemitglieder zu schicken. Ich reagierte darauf ebenfalls mit einem Brief, in dem ich darstellte, was Edith gegen sich selbst getan hatte. Zuvor, vor ihrem Austritt, hatte sie eine faszinierende Ausbildung voller innerer Abenteuer, eine tolle Gruppe, eine weise Lehrerin, etwas, das den Alltag ihres Lebens durchbrach und Spaß und Begeisterung hineintrug. Anschließend hatte sie nur noch Recht. Alles andere hatte sie selbst aus ihrem Leben gefegt – und das alles wegen Belanglosigkeiten. Sie hatte sich so in ihr Recht-haben-Wollen hineingesteigert, dass sie die Konsequenzen ihres Handelns überhaupt nicht mehr erkennen wollte. Ich bringe dieses Beispiel hier, weil es sehr typisch ist. Menschen vergessen ihr eigenes Wohl, ihre eigenen Interessen, ihre Ziele, um eines winzigen Triumphes willen. Der Triumph dauert bestenfalls einen Tag. Die Konsequenzen aber sehr viel länger.

In einem anderen Kapitel habe ich davon gesprochen, dass wir Menschen unseren emotionalen Impulsen folgen sollten. Vielleicht sieht der eine oder andere hier jetzt einen Widerspruch. Das scheint jedoch nur so. Ich will es näher erläutern. Dazu nehme ich noch einmal das Beispiel von dem Kind im Schokoladenladen. Das Beispiel taucht auch schon in anderen Büchern von mir auf, aber es stellt die Situation besonders plausibel dar. Stelle dir vor, du gehst mit deinem kleinen Sohn in eine Confiserie, einen Schokoladenladen. Dann wird der Kleine große Augen bekommen und alles Mögliche dort haben wollen. Soooo viele tolle Süßigkeiten! Mama ich will dies hier und das dort und dies will ich auch.

Als gute Mutter solltest du ihm das aber nicht gewähren. Wenn du erlaubst, dass der Kleine drei Tafeln Schokolade auf einmal isst, dann zieht das ja Konsequenzen nach sich. Ihm wird schlecht, er wird krank, vielleicht legst du auch den Grundstein für spätere schlechte Gewohnheiten und erziehst ihn dazu, sich sinnlos vollzustopfen, und seine ganze Schulzeit als dickes Kind gehänselt zu werden. Das dient nicht wirklich seinem Wohl.

Für ein kleines Kind ist es eine natürliche Reaktion, alles haben zu wollen. Das aber sind keine wirklichen Willen, das sind Egostrukturen. Das Ego will immer alles und am besten sofort. Das Ego zielt immer auf sofortige Erfüllung ab, selbst wenn es zum eigenen Schaden ist, wie in dem Beispiel mit Edith. Der wahre Wille interessiert sich aber für unser Wohl. Das sollten wir auch tun.

Die Konsequenzen werden sich immer zeigen und sie gehören dann immer uns. Natürlich gibt es auch viele Menschen, die eine Handlung begehen und für die Konsequenzen dann anderen die Schuld geben. Das funktioniert jedoch nicht. Es werden sich keine anderen Menschen zeigen die bereit sind, unsere Konsequenzen auf sich zu nehmen. Jammern hilft da auch nicht. Stellen wir uns lieber auf unsere eigene Seite und handeln zu unserem höheren Wohl. Es mag ja sein, dass andere mich zu der Tat überredet haben, eine bestimmte Lehrstelle anzunehmen, die ich gar nicht will. Die Entscheidung, mich überreden zu lassen, die habe ich aber selbst getroffen und ich selbst werde es sein, die jeden Tag Frust erlebt an einem ungeliebten Arbeitsplatz.

Ebenso ist es auch, wenn wir nicht Handeln. Wenn du dir zum Beispiel einfach keine Lehrstelle suchst, dann wirst du von der Agentur für Arbeit hin- und hergeschoben, von einer völlig sinnlosen Maßnahme zur nächsten. Das ist dann die Konsequenz aus deinem Nichthandeln. Wenn du an einem Unfall vorbei fährst und keine Erste Hilfe leistest, dann wird das Konsequenzen haben, selbst wenn dich niemand dabei erwischt. Du weißt, dass du einen Menschen im Stich gelassen hast. In deiner Seele bildet sich ein Riss. Du bist danach keine reine Seele mehr. Das hat mehr Auswirkungen, als die Menschen glauben. Sie versuchen die Sache zu vergessen, zu verdrängen, aber deine Seele kennt die Wahrheit und wird nach einem Weg suchen, dich damit wieder ins Reine zu bringen. Daraus kann sich eine ganze

Schicksalskette entwickeln. Oder aber, wenn du gut darin bist zu vergessen und zu verdrängen, kann es zu einer Alzheimer Krankheit im Alter führen. Das große Vergessen holt dich ein. Die Menschen erkennen oft gar nicht, dass der seelische und körperliche Zustand, in dem sie sich befinden, eine Konsequenz ihres Denkens und ihrer Lebensauffassung sein kann. Negativität, Kritiksucht, Rechthaberei, Streitsucht, all diese Eigenschaften führen in den meisten Fällen zu Schwächezuständen und Krankheiten. Alles hier auf der Erde hat seine Konsequenz. Nicht zu helfen, nicht zu sprechen, wo gesprochen werden sollte, nicht zu handeln, wo etwas getan werden sollte, all das führt ebenfalls zu Konsequenzen. Dabei will ich hier gar nicht den moralischen Zeigefinger erheben. Das sei mir ganz ferne. Hier geht es auch nicht darum, dir Angst zu machen. Dieses Axiom ist nicht so etwas wie eine Gemeinheit von Gott, der dir für jeden Fehler etwas anhängen will. Hier geht es nur um Kraft und Freiheit. Du darfst selbst entscheiden, was du sagen und tun willst. Du darfst selbst entscheiden, wann du schweigen und nicht handeln willst. Nur hat eben alles seine Konsequenzen, die du dann zu tragen hast. Da du bereits die Konsequenzen trägst, kannst du sicher sein, dass da keine weiteren göttlichen Bestrafungen zu erwarten sind. Es geht hier auch keineswegs um Strafe. Es geht um Verantwortung. Wenn du ins Wasser springst, dann wirst du nass. Das ist keine Strafe, sondern eine Konsequenz. Niemand würde auf die Idee kommen, sich darüber aufzuregen, dass ein Bad im See ihn nass werden ließ. Das eine folgt dem anderen. Wenn du genügend isst, wirst du satt, wenn du schläfst, erholt sich dein Körper, wenn du Alkohol trinkst, wirst du betrunken. Eines folgt aus dem anderen. Wenn du dich oft streitest, wird dich keiner mehr mögen. Wenn du die Menschen mit endlosen belanglosen Geschichten langweilst, wird dir keiner mehr zuhören. Hier hat alles seine Konsequenzen. Es ist gut, vor dem Handeln, zumindest einen kurzen Blick auf die absehbaren Konsequenzen zu werden. Ich zum Beispiel erlege es mir auf, nicht sofort zu antworten, wenn ich eine Kritik E-Mail bekomme. Wenn man so eine E-Mail bekommt, in der einem Vorwürfe gemacht werden, ist man geneigt, sofort mit gleicher Münze heimzuzahlen. Aber das führt dann zu sinnlosem Streit und oft zum Bruch der Beziehungen. Diese Konsequenz gefällt mir nicht, darum verbiete ich mir meine Erstreaktion. Ich schlafe mindestens eine Nacht darüber, lese die E-Mail am anderen Tag noch einmal in Ruhe durch, lasse mich, wenn nötig, erst einmal beraten und antworte dann und zwar zum Wohle aller (beteiligten) Wesen und nicht den Wünschen meines Egos entsprechend. Blitzreaktionen ziehen oft sehr unliebsame Konsequenzen nach sich.

Wenn du aus diesen beiden Axiomen etwas lernen willst, dann frage dich bei jenen Handlungen, die du nicht täglich vollziehst, immer zuvor: Wenn ich dies mache, was folgt daraus?

Wenn ich den Brief von Edith beantworte und ihr nachweise, dass sie im Unrecht ist, was folgt wohl daraus? Sie wird ihrerseits wieder antworten und mir neue streitsüchtige Vorwürfe machen. Will ich das? Wird mich das glücklich und froh machen? Eher nicht.

Wozu dann antworten? Mir ist es kein Anliegen, dass sie versteht – und ihr offenbar auch nicht.

Wenn ich mich mit den Mitarbeitern des VKAW, der AOK oder der Agentur für Arbeit herumstreite, was folgt dann daraus? Daraus folgen immer neue Streitereien. Das kann ich nicht wollen.

Und wenn es notwendig ist, etwas zu verändern, was dann? Dann mach es richtig. Streite nicht herum, sondern verändere die Dinge. Sei kein Opfer, sondern ein Macher. Gehe an die Presse, wende dich ans Fernsehen, Schreibe einen Brief an die obersten Chefs. Schreibe keine Briefe voller

Beschuldigen und Beleidigungen. Die Konsequenzen daraus werden dir nicht gefallen. Beschreibe den Missstand mit klaren und starken Worten, mache deutlich, worum es dir geht und schreibe so, dass eine Tür offen bleibt, durch die das von dir Gewünschte kommen kann. Handle so, dass dir die Konsequenzen nicht nur gefallen werden, sondern dich auch weiterbringen, stärken und unterstützen. Schreibe die Wahrheit, wenn es geht. „Ihre Mitarbeiter sind dummerhaftige Piesepampel", ist nicht die Wahrheit. So eine Äußerung wird kaum die von dir gewünschten Konsequenzen nach sich ziehen. Das bringt dir eher eine Beleidigungsklage ein. Schreibe lieber: „Ihre Mitarbeiter waren nicht in der Lage, mein Problem angemessen zu bearbeiten, darum wende ich mich hier nun an Sie persönlich. Bitte gestatten Sie mir, Ihnen meine Situation darzulegen…". Gib dem Chef eine Chance, die er ergreifen kann, wenn er will. Lasse die Tür offen.

Da alles in dieser Welt Konsequenzen nach sich zieht, kannst du dich darum bemühen, Konsequenzen zu erzeugen, die in deinem Sinne sind. Dann bewegst du dich mit der Energie. Anders ausgedrückt: Handle für das was du willst und nicht für etwas absurd anderes. Stelle dir vor, du trennst dich von deinem Ehemann und es geht ein Streit um die Kinder los. Streite dich nicht sinnlos herum. Es ist egal, wie fies und gemein seine Anschuldigungen sind, vergiss es. Denke lieber in Ruhe darüber nach, was ganz genau du willst. Willst du die Kinder? Wann genau willst du sie? Warum? Nur damit er sie nicht bekommt? Vergiss es. Überlege dir, was du willst und was die Kinder brauchen. Was ist sowohl in deinem Sinne als auch im Sinn ihres Wohles? Und dann überlege dir, wie du so mit deinem Ex-Mann sprechen kannst, dass genau das von dir Gewünschte sich erfüllen kann. Einige meiner Klientinnen sind so erschütternd inkonsequent. Obwohl sie längst erkannt haben, dass es ihrem Ex-Mann nur noch darum geht, ihnen wehzutun, lassen sie ihn trotzdem wissen, was sie wollen – und geben ihm so die Chance, es ihnen zu verwehren.

Solche Situationen entwickeln sich, wenn beide aus ihren Egos heraus handeln und sich keine um irgendjemandes Wohl kümmert, nicht das des anderen, nicht das eigene und nicht das der Kinder. Schließlich werden alle Beteiligten von den Konsequenzen überrollt. Niemand bekommt, was er oder sie braucht. Wenn du dir bestimmte Konsequenzen wünschst, dann kopple den entsprechenden Güterwagen an deine Lokomotive und keinen anderen. Eine Freundin von mir, die sich jetzt gerade getrennt hat, wünschte sich, dass die Kinder an den Wochenenden bei ihrem Vater sein können und in der Woche bei ihr. Das war eine gute Regelung, da er in der Woche arbeitet und sie als Seminarleiterin eher am Wochenende. Auch in ihren Gesprächen kriselte es und Momente entstanden, da sie in die Beschuldigung und Rechthaberei fallen wollte, aber sie schaffte es, sich zu disziplinieren und fair zu bleiben. Und er blieb auch fair. So entstand eine Situation, die zumindest so weit dem Wohle aller Beteiligten diente, wie es hier möglich war.

Ich habe diese Beispiele gebracht um zu zeigen, dass die beiden Axiome nicht von etwas Seltenem oder weit Entferntem sprechen. Es geht um unser tägliches und alltägliches Leben. Überall treffen wir Entscheidungen und Konsequenzen rollen unweigerlich auf uns zu. Anstatt dies einfach nur als ein grausames Schicksal anzusehen, können wir mit diesem Naturgesetz arbeiten und es nutzen. Nicht immer, aber oft können wir die Konsequenzen bereits vorher erkennen oder doch zumindest vermuten, sofern wir es nicht unterlassen, zu versuchen durchzublicken. Um noch einmal die Metapher mit der Lokomotive zu verwenden. Die Lokomotive ist dein Wille. Der Güterzug sind die Konsequenzen. Wann immer es machbar ist, suche dir den Güterzug aus, der deinem Wohle und wenn möglich auch dem Wohle anderer am meisten dient und steige in die entsprechende Lokomotive. Der Rest rollt dann von allein.

Kapitel 11 - Axiom 11

Unsere Verantwortung reicht immer nur so weit, wie unsere Macht reicht. Wir können nicht für etwas verantwortlich sein, das außerhalb unserer Macht liegt.

Im vorangegangenen Kapitel sprach ich schon einmal kurz über die Verantwortung. Hier geht es nun auch um Macht. Damit ist aber nicht Macht über andere gemeint. Nehmen wir das Wort einfach bei seinem Wortlaut. In dem Wort Macht steckt das Wort MACHEN. Verstehen wir Macht hier einmal als die Möglichkeit, etwas machen zu können.

Ich zum Beispiel habe die Macht, in die Küche zu gehen und mir eine Mahlzeit zuzubereiten. Ich kann das machen, weil ich frei bin, niemandes Sklavin oder Leibeigene und weil ich genügend Geld verdiene, um immer Nahrung in meiner Küche zu haben. Nicht alle Menschen, die zurzeit auf diesem Planeten leben, verfügen über den gleichen Luxus. Sicher besaß auch ich nicht in allen meinen voran gegangenen Leben diese Macht, aber nun habe ich diesen Status erreicht. Ich habe auch noch mehr Macht. Ich habe während meiner Sitzungen eine ziemlich weitreichende Macht, den Menschen, die zu mir gekommen sind, zu helfen. Die Menschen haben aber ihrerseits auch die Macht, das zu verhindern. Es ist vergleichsweise leicht, den Erfolg einer Sitzung zu verhindern. Ab und zu tun die Menschen das auch wirklich. Ich hatte einmal eine Klientin, die während ihrer Sitzung die ganze Zeit über bockte wie ein kleines Kind. Was auch immer ich vorschlug, sie wollte sich nicht daran halten. Selbstverständlich machte ich sie darauf aufmerksam, dass die Zeit verrann. Ich finde, es gehört zum Service, dem

Menschen da ein wenig auf die Sprünge zu helfen. Menschen geraten auch gern mal in einen Redefluss und kommen vom Hundertsten ins Tausendste. Dann kann man von mir erwarten, dass ich sie an die Zeit erinnere. Aber diese Klientin ließ sich gar nichts sagen. Sie bestand darauf, mir alles Mögliche zu erzählen, was gar nichts mit dem Thema zu tun hatte und ließ sich nicht beirren. Eine schamanische Sitzung ist ja immer zweistündig. Nur eine dieser Stunden dient dem Gespräch. Die zweite dient der Maßnahme. Diese Klientin redete aber die ganzen zwei Stunden und auf einmal stand die nächste Klientin im Raum. Daraufhin fing sie an zu weinen, protestierte, wollte nicht gehen und beschuldigte mich, ich hätte das anders regeln müssen. Wir können davon ausgehen, dass ihr diese Sitzung nichts gebracht hat. Aber das lag nicht in meiner Macht.

Es liegt in meiner Macht, mein Bestes zu geben und nicht weniger. Es liegt in meiner Macht, für zwei Stunden Ruhe zu sorgen. Es liegt auch in meiner Macht für ein schönes Ambiente zu sorgen, einen angenehmen Raum und ein freundliches Gesprächs-klima. All das habe ich in meiner Hand. Und es liegt auch noch in meiner Macht, die Klientin zu warnen, ihr mitzuteilen, was sie gerade tut und welche unerwünschten Konsequenzen das nach sich zieht (die Zeit verrinnt und es erfolgt kein Sitzungserfolg). Aber da endet meine Macht dann. Ich habe es nicht in der Hand, ob die Klientin meinem Rat und meiner Warnung folgen wird oder nicht. Die Klientin ist eine erwachsene Frau. Ich kann und will sie nicht wie ein Kind behandeln. Das steht nicht im Einklang mit dem zweiten Axiom. Die Amerikaner sagen „take it or leave it." Nimm es oder lasse es liegen. Ich mache ein Angebot und komme den Menschen noch in so weit entgegen, als sie etwas strukturelle Unterstützung brauchen. Schließlich sind ja nicht alle Menschen gleich. Einige sind sehr strukturierte Persönlichkeiten, andere eher konfus. Den Konfusen will ich aber auch gern helfen, also leihe ich ihnen ein wenig von meiner Struktur, indem ich ab und zu darauf aufmerksam mache, dass sie abschweifen. Aber letztendlich entscheidet der Klient, ob er das Angebot auch annehmen will. Die meisten nehmen es natürlich an, schon des Preises wegen. Eine Sitzung bei mir kostet 200 €. Da ich keine reichen Klienten habe, ist das für die meisten eine schon fast utopische Summe. Für so viel Geld will man dann auch etwas Reelles haben und hört entsprechend aufmerksam zu. Aber hin und wieder taucht auch bei mir so ein „Koryphäenkiller“ auf, der eine Sitzung nimmt, nur um sie zu sabotieren. Das liegt nicht in meiner Macht und darum kann ich auch die Verantwortung dafür nicht übernehmen.

In unserem Lande hat es sich irgendwie so eingebürgert, dass sehr häufig die Mütter die Schuld bekommen, wenn mit ihren Sprösslingen etwas nicht stimmt. Und selbst, wenn niemand die Mütter beschuldigt, beschuldigt sie sich oft selbst. Hier kann unser Axiom Klarheit bringen. Wie weit reicht denn die Macht der Mutter?

Sie ist als Mensch nicht fähig, ihrem Kind eine perfekte Erziehung zu geben zum einen, weil sie nur ein Mensch ist und ihre persönlichen Handicaps zu tragen hat, zum anderen, weil es keine perfekte Erziehung gibt und zum Dritten, weil Menschen egal ob mit Handicap oder ohne nicht in die Zukunft sehen und auch nicht in andere hineinschauen können. Sie kann ihr Bestes geben und das kann falsch sein. Vielleicht glaubt die Mutter ihr Kind, welches gerade in einem Problem steckt, benötige Liebe. Dann gibt sie Liebe, gibt ihr Bestes, wächst über sich selbst hinaus und es funktioniert trotzdem nicht, weil das Kind Grenzen gebraucht hätte. Oder genau umgekehrt, vielleicht braucht ein Kind, das Grenzen gesetzt bekommt, in dem Moment einen anderen Ausdruck von Liebe. Vielleicht gibt die Mutter Erklärungen, wo Umarmungen gebraucht werden. Vielleicht gibt sie Umarmungen, wo Erklärungen richtiger wären. Vielleicht ist sie streng, wo Nachsicht angebracht wäre und umgekehrt. Vielleicht ist sie nachsichtig, wo Strenge richtiger wäre. So wie die Dinge zur Zeit bei uns Menschen liegen, ist es für eine Mutter kaum möglich, immer zu wissen, was das Richtige für ihr Kind ist. Da ist es ganz egal, wie viele Erziehungsbücher sie auch liest! Hinzu kommt, dass jeder Mensch auch seine Schwächen hat. Ich, zum Beispiel, bin zu nachsichtig und gebe immer zu viel. Wenn ich für andere koche, dann koche ich garantiert viel zu viel. Ich gieße meine Blumen zu viel, überfüttere meine Katze, überschütte sie mit meiner Liebe. Ich gebe ständig viel zu viel von meiner Weisheit (also mehr als gewollt und gebraucht wird). Wenn ich plane, dann plane ich großzügig. Wenn ich Seminare konzipiere, dann habe ich immer mehr Material, als ich wirklich verwenden kann. Ich stopfe immer zu viel in die paar Stunden, die ein Wochenende hat - ich gebe eigentlich immer zu viel. Hätte ich eigene Kinder, so würde sich diese Neigung möglicherweise nachteilig auf ihre Erziehung auswirken. Aber ich kann es auch nicht abstellen. Ich fließe wie ein artesischer Brunnen. Und so haben alle Menschen ihre Eigenheiten, die sie nicht abstellen können. Wären wir Roboter, so könnten wir mit Fug und Recht sagen: Ich kann nicht gegen meine Programmierung verstoßen. Eine Tanne hat nun einmal Nadeln und eine Heimbuche wird nun einmal im Winter braun. Ihnen dies zu verübeln und es ihnen als Fehler anzukreiden, ist nicht nur ungerecht, sondern irrational. Bei aller Bemühung, wir können nur in dem Rahmen geben, der uns gesteckt ist. So wie die Heimbuche nicht die Macht besitzt, ihre Blätter im Winter grün zu erhalten, so besitzen wir Menschen nicht die Macht, jene tief sitzenden Muster zu ändern. Da helfen auch keine Therapieren. Einen artesischen Brunnen kann man nicht durch Therapie dazu bringen, nicht mehr zu fließen. Das liegt nicht in unserer Macht. Dann aber kann es auch nicht in unserer Verantwortung liegen. Die meisten von uns geben in jedem Augenblick immer ihr Bestes. Aber wir haben Augenblicke der Schwäche und der Angst, in denen unser

Bestes eben nicht so toll ist wie in Augenblicken der Stärke. Trotzdem ist es unser Bestes. Und die Kinder haben ihr eigenes Karma und ihr eigenes Schicksal. Egal, wie oft eine Mutter ihrem Kind verbietet zu Rauchen, es kann trotzdem passieren, dass das Kind schon mit acht Jahren heimlich in seinem Zimmer raucht. Kinder treffen bereits eigene Entscheidungen und sie entscheiden sich mitunter gegen das zu handeln, was man ihnen eingetrichtert hat. Manchmal ist gerade das so faszinierend und spannend, was verboten ist. Und dann wird ein Teenager von der Polizei nach Haus gebracht, weil das Mädel einen Lippenstift geklaut hat und die Mutter schämt sich wegen der Nachbarn in Grund und Boden. Und sie fragt sich prompt: Was habe ich falsch gemacht?

Aber lag es denn in ihrer Macht, den kleinen Diebstahl zu verhindern? Wie denn? Hätte sie ihre Tochter in ihr Zimmer einsperren sollen? Und wäre das dann noch Liebe? Und welche Konsequenzen würde das eventuell nach sich ziehen? Es kann passieren, dass genau dieses Verhalten zu einer Gegenreaktion führt und das Mädel wegläuft und erst recht auf die schiefe Bahn gerät. Die Mutter tut, was sie kann, spricht mit ihrem Kind, versucht dem Mädel ihre Werte zu vermitteln, gibt Liebe und Strenge so gut sie kann. Aber letztlich kann sie nicht verhindern, dass die Tochter völlig eigene Entscheidungen trifft. Über diese eigenen Entscheidungen hat sie keine Macht. Und eben darum liegt das auch nicht mehr in ihrer Verantwortung. So wie meine Verantwortung als Schamanin darin liegt, meinen Klienten die jeweils bestmögliche Sitzung zu geben, so liegt ihre Verantwortung darin, ihren Kindern die jeweils bestmögliche Erziehung angedeihen zu lassen. Bestmöglich heißt, so gut wie es im Rahmen der gegebenen Einschränkungen eben möglich ist. Eine arme Familie kann ihr Kind nicht auf eine Elite Universität schicken. Das ist klar. Und der artesische Brunnen kann nicht aufhören zu fließen. Die schwache Mutter kann nicht stark sein, aber sie kann sich starke Hilfe holen.

Wenn eine Mutter gerade krank ist, wird ihr Bestes an diesem Tag eben gering sein. Trotzdem ist es ihr Bestes. Und die Kinder können an solchen Tagen lernen, Rücksicht zu nehmen.

Wir können im Rahmen der uns gegebenen Möglichkeiten und Einschränkungen unser Bestes geben. Und dafür können wir auch die Verantwortung übernehmen, denn das liegt in unserer Macht. Aber um uns herum tobt das Leben und zahllose Menschen bewegen sich darin. Sie kreuzen unsere Wege, verflechten sich mit uns, gehen ein Stück mit uns, trennen sich wieder, äußern ihre Meinungen, handeln, reagieren. All das haben wir nicht unter Kontrolle, all das liegt nicht in unserer Macht. Unsere Kinder treffen aber ihre Entscheidungen auch aufgrund der Dinge, die sie außerhalb des Elternhauses erleben. Es wäre schön, wenn all die Mütter dies verstehen könnten. Das allermeiste, was mit den Kindern passiert, liegt gar nicht in unserer Macht und deshalb tragen wir dafür auch nicht die Verantwortung. Es wäre sicherlich wunderbar, wenn unsere Söhne gut aufwachsen, einen befriedigenden Beruf erlernen und ein glückliches Leben führen, aber wenn sie stattdessen Alkoholiker werden oder Drogenabhängig, so liegt das nicht in unserer Macht. Auch wenn so mancher Sohn seiner Mutter vorhält, es wäre ihre Schuld. In Wahrheit hat er die Schwäche gewählt statt die Stärke. Ich kannte einmal einen Mann, der im Alter von 25 Jahren einen schweren Unfall hatte und dadurch querschnittsgelähmt wurde. Er erzählte mir, dass im Krankenhaus und in der anschließenden Reha viele mit dem gleichen Schicksal waren und die meisten davon hätten sich aufgegeben. Er wollte aber nicht aufgeben und nahm sein Leben wieder in die Hand, machte eine Umschulung zum Buchhalter und ließ sich nicht unterkriegen. Er hat dies gewählt. Er hat nicht die Schwäche gewählt, sondern die Stärke. Ich sage dies hier ohne Verurteilung. Es geht mir hier gewiss nicht darum jene Menschen zu verurteilen, die schwach sind. Aber um eines geht es mir hier und das will ich ganz deutlich machen:

WENN DU DIE SCHWÄCHE WÄHLTST, DANN KANNST DU NICHT DEINE MUTTER DAFÜR VERANTWORTLICH MACHEN.

Deine Mutter hatte nicht die Macht, deinen Weg zu bestimmten. Sie war genau so, wie sie eben war, arm oder reich, liebevoll oder hart, schwach oder stark. Sie war eben die Mutter, die du bekommen hast. Sie war dir eine so gute Mutter, wie sie konnte und mehr war nicht möglich. Wenn du tatsächlich die Wahl triffst, dass du dein Leben ruinieren willst, weil sie nicht so gut war, wie du sie haben wolltest, dann ist das absolut deine Entscheidung und nicht ihre. Du bist jederzeit frei, eine Entscheidung zu treffen. Diese Entscheidung liegt in deiner Macht und du trägst die Verantwortung dafür. Deine Mutter kann nur die Entscheidungen für ihr eigenes Leben treffen.

Es gibt Menschen, die in ärmlichen Verhältnissen aufgewachsen sind und später trotzdem ein schönes Leben führen. Ich kenne viele solcher Beispiele. Und es gibt auch viele, die sich dafür entscheiden, ein Leben lang darüber zu klagen, dass sie ja keine Chancen bekommen haben, während sie alle Chancen, die an ihnen vorbeischwimmen, unbeachtet ziehen lassen. Was von beiden du wählst, liegt nicht in der Macht deiner Mutter. Darum ist sie auch nicht dafür verantwortlich.

Und die Mütter ihrerseits sollten sich diese unmögliche Verantwortung auch nicht annehmen. Hier noch ein Beispiel. Eine Freundin von mir hatte einen damals 17 jährigen Sohn, der zum Alkoholiker wurde. Rückhaltlos kippte er den Alkohol in sich hinein, gänzlich ungebremst durch etwaige Schuldgefühle. Natürlich versuchte die Mutter, ihrem Sohn zu helfen, ihm ins Gewissen zu reden, ihm Brücken zu bauen. Er reagierte auf all dies nur mit Aggression und verlangte schließlich zu seinem Vater zu ziehen. So geschah es dann auch. Aber etwa ein halbes Jahr später erhielt die Mutter einen Anruf von der Polizei. Ihr Sohn hatte unter Alkoholeinfluss ein Auto geklaut und es gegen einen Baum gefahren, Ihm war zum Glück nichts passiert, aber das Auto hatte einen Totalschaden. Auf der Polizeiwache redete der Beamte ihr „ins Gewissen", indem er sagte, sie müsse doch versuchen, ihrem Sohn zu helfen, sie dürfe die Sache doch nicht einfach so laufen lassen. Sie antwortete mit einem Schwall von Tränen. Kein Wunder. Der Polizist verlangte von ihr, die Verantwortung für etwas zu übernehmen, das nicht in ihrer Macht lag. Die Hilfe, die sie ihrem Sohn gern gegeben hätte, wurde hier verhindert durch das erste Axiom. „Man kann nur jemandem helfen, der das auch will." Soll sie sich gegen ein Naturgesetz auflehnen? Erwartet der Polizist wirklich, dass dies in ihrer Macht liegt? Er hat gut reden, wenn er sagt, da müsse man doch etwas tun. Wenn der Junge die Hilfe anlehnt, dann liegt es nicht mehr in ihrer Macht und ergo auch nicht mehr in ihrer Verantwortung. Damals hat sie geweint, fühlte sich schuldig, elend, traurig und verzweifelt, in der Zwickmühle. Es wäre wundervoll, wenn immer mehr Menschen, die unveränderliche Wirkkraft der Axiome verstehen und anerkennen würden. Dann kann eine Frau in solcher Situation traurig den Kopf schütteln und dem Beamten ohne alle Schuldgefühle sagen: „Wie gern würde ich meinem Sohn helfen, doch gegenwärtig liegt es nicht in meiner Macht."

Kapitel 12 - Axiom 12.

Jede Macht birgt Verantwortung.

Jede Verantwortung birgt Macht.

In diesem Kapitel sprechen wir jetzt nicht wie eben über die Dinge, die nicht in unserer Macht liegen, sondern ganz im Gegenteil. Wir müssen uns die Macht bewusst machen, die wir tatsächlich besitzen.

Und wir müssen damit beginnen für unsere Macht auch die Verantwortung zu übernehmen.

Macht und Verantwortung sind Energiezentren. Sie treten zusammen auf und werden auch beide gebraucht. Nimmst du die Verantwortung für etwas an, verleugnest jedoch die Macht, die darin liegt, dann trägst du eine unnötig schwere Last. Du wirst nicht zum Wohle aller beteiligten Wesen handeln können. Willst du Macht, aber keine Verantwortung, wird auch dies zum Schaden aller ausgehen.

Wenn eine Mutter sich immer mehr Verantwortung für ihre Kinder auflädt, dann aber nicht bereit ist, auch mal streng zu sein, durchzugreifen, notwendige Grenzen zu setzen, wenn sie immer nur die Liebe Gute sein will, dann wird das den Kindern auf Dauer schaden. Ihnen fehlt etwas. Wie sollen die Kinder später mit all den Grenzen umgehen, vor die das Leben sie stellt, wenn sie kein Instrumentarium dafür an die Hand bekommen haben? Wenn ein Sohn den andern schlägt oder ihm das Spielzeug stielt, dann muss die Mutter eingreifen. Sie muss in ihre Mutter-Macht gehen und auf die eine oder andere Weise sagen: Stopp, bis hierhin und nicht weiter.

Andernfalls wird sie beiden Söhnen schaden.

Wohin es im umgekehrten Fall führt, wenn ein Mensch nur Macht will, aber keine Bereitschaft mitbringt, dafür auch die Verantwortung zu tragen, sehen wir ja in der Weltpolitik und auch in der Wissenschaft sehr häufig. Uran wird einfach irgendwo in die Gegend gekippt, Berge von Müll landen in der dritten Welt. Menschen werden über Konsequenzen belogen. Darüber brauche ich wohl nicht mehr viele Worte zu machen. Interessanter ist es, wie dieses Axiom für uns Menschen in unseren persönlichen Leben wirksam wird.

Jeder Mensch besitzt – zumindest bis zu einem gewissen Grad – die Macht des Wortes und kaum einer weiß dies auch. Worte besitzen Macht und die Art, wie wir Worte sprechen, verstärkt diese Macht. Wenn zum Beispiel ein Vater seinem Sohn, der sich mit Gitarrenunterricht abmüht, sagt: „Ach gib es doch auf. Das schaffst du sowieso nie. Du bist zu nichts nutze.", dann haben diese Worte unter Umständen die Macht, das Kind vollständig zu entmutigen und ihm jedes Selbstvertrauen zu nehmen. Das wirkt sich auf sein Leben aus – und wie! Ich habe noch ein paar solcher Beispiele. Einmal stand ein junges Mädchen verzweifelt und weinend vor meiner Tür und rief mir unter Tränen zu: „Ich komme nie mehr zu dir, wenn du solche Sachen über mich sagst!" Verdutzt fragte ich nach, was ich denn gesagt hätte und sie berichtete mir eine ganze Liste hässlicher Dinge, die ich angeblich alle über sie gesagt hätte. Diese Lügen besaßen immerhin die Macht, das junge Mädchen zum Weinen zu bringen und ihr Vertrauen in mich zu erschüttern. Das ist ja schon schlimm genug, aber wenn es sich nicht zufällig um mich gehandelt hätte, dann wäre das Ergebnis dieser kleinen Intrige sicher noch viel schlimmer ausgefallen. Ich holte das Mädel erst einmal ins Haus, kochte uns einen Kaffee und wir tranken ihn bei einem intensiven Gespräch. Ich sagte schließlich zu dem Mädchen: „Du warst doch schon ganz oft hier bei mir und hast mich reden hören. Hast du jemals erlebt, dass ich solche hässlichen Dinge gesagt habe?" Das

Mädchen nahm sich richtig Zeit, ging ihre Erinnerungen durch und sagte dann schließlich: „Nein, nie." So konnten wir die Sache aus der Welt schaffen. Das gelingt aber nicht immer. Hätte ich nicht so entspannt reagieren können, dann wäre die Macht jener Lügen noch viel größer gewesen. Lügen, Intrigen und Verleumdungen haben oft die Macht einen echten Bruch zwischen Menschen herbeizuführen, der nicht wieder überbrückt werden kann. Auch das habe ich erlebt. Es ging damals um zwei Seminare, in denen die Teilnehmer die alte Kunst des Besprechens erlernen sollten. Eine Teilnehmerin schrieb sich im ersten Seminar die Adressen und Telefonnummern der anderen Teilnehmer auf. Dann rief sie sie der Reihe nach an und erzählte ihnen, ich sei eine Schwarzmagierin. (Ich würde schwarze Magie niemals anrühren. Dafür bin ich viel zu klug. Jeder Depp weiß, dass schwarze Magie immer auf den Urheber zurückführt. Doch dies hier nur am Rande). Die Teilnehmerinnen bekamen Angst. Zweifel nistete sich in ihre Seelen ein, wo zuvor Freude und Begeisterung gewesen war. (Das ist übrigens schon schwarze Magie. Vertrauen in Angst zu verwandeln und Freude in Zweifel, stellt die erste Stufe dar). Das war jener Teilnehmerin bereits gelungen. Dies geschah hinter meinem Rücken. Zu meiner Verblüffung tauchten meine Teilnehmerinnen, bis auf eine, beim zweiten Seminar ohne vorherige Ankündigung nicht wieder auf. Die eine verbliebene Teilnehmerin berichtete mir dann von dem Anruf, den sie bekommen hatte. Später rief mich noch eine zweite ehemalige Teilnehmerin reumütig an und berichtete, das Seminar habe bei der anderen Frau stattgefunden. Die anderen wären fast alle da gewesen und hätten das zweite Seminar dort genommen. Es sei aber gar nicht schön gewesen und hätte ihr nichts gebracht. Hättest du gedacht, dass der Konkurrenzkampf im spirituellen Bereich mit so harten Bandagen geführt wird? Ich zumindest war damals völlig von den Socken. Und das alles hatte jene Frau ausschließlich mit Worten erreicht. Aber nun wohl, es gibt ja auch viel nettere Menschen, die so etwas Hinterhältiges nie tun würden. Auch sie besitzen die Macht des Wortes. Was wir zu anderen Menschen sagen, das hat oft Wirkung.

Je höher das Ansehen eines Menschen in der ihn umgebenden Gruppe ist, umso größer ist die Macht seiner Worte. Die herabsetzenden Worte eines Freundes verletzen uns mehr als die eines Fremden. Unser Chef kann uns mehr Angst machen als der Nachbar. Und wir alle haben diese Macht. Viele Menschen, die sich selbst eher als Opfer sehen, werden Opfer der Worte anderer. Der Chef brüllt sie an, die fiese Kollegin stichelt, die Mutter lobt die Schwester mit ihren Worten in den Himmel, ohne zu bedenken, wie dies auf ihre andere Tochter wohl wirken wird. Dabei ist den „Opfern" überhaupt nicht klar, dass sie das auch können. Das kann jeder, sofort, jetzt auf der Stelle. Benutze die gleichen Worte in der gleichen Lautstärke und sie werden bei den anderen das gleiche anrichten wie bei dir. Nicht, dass ich dir dazu rate, denn das macht diese Welt nicht besser. Aber es ist notwendig, darüber Bescheid zu wissen. Ich habe mal vor langer Zeit meinen Chef lauthals angebrüllt. Es hat funktioniert, sehr gut sogar. Nicht nur, dass er mich in Ruhe ließ, nein er brachte mir zwei Stunden später eine Kanne Kaffee ins Zimmer. Es war einfach nötig gewesen, um ihn aus seiner Aggression zu reißen. Das hat er auch eingesehen. Wenn du gemeine Dinge zu anderen sagst, wird das die anderen garantiert verletzen. Höchstvermutlich werden sie das aber nicht zeigen. Sie tun so, als blieben sie unberührt und zahlen es dir vielleicht sofort mit gleicher Münze heim. Aber ihre Herzen sind verletzt. Worte können wie Messer und spitze Dolche sein, die mitten in das Herz der Menschen schneiden. Dies war eben ein Zitat aus einem meiner anderen Bücher. Ich habe dies schon öfter gesagt. Worte wirken. Du hast die Macht, Menschen zu ermutigen, zu stärken, zu begeistern zu erfreuen und du hast die Macht, sie zu zerstören. Ob dir das nun bewusst ist oder nicht, macht keinen Unterschied. Was die Macht betrifft, in Bezug auf die Wirkung allerdings schon. So viele Eltern sagen ihren Kindern immer wieder herabsetzende Dinge. Du bist dumm, du bist hässlich, du kannst nichts, aus dir wird nichts. Jedes Mal wird einer der dünnen Fäden durchtrennt, die das Selbstwertgefühl im Herzen dieser Kinder verankern. Und irgendwann ist der letzte Satz gesprochen, der letzte Faden und damit das ganze Seil durchtrennt. Es wird sehr schwer für diese Kinder werden, sich später ein eigenes Selbstwertgefühl aufzubauen und viele schaffen es nicht oder nur unvollständig.

Wir besitzen hier eine Macht, die wir tagtäglich zur Anwendung bringen, wann immer wir mit Menschen sprechen. Und wann immer wir eine Macht besitzen, liegt darin sofort auch eine Verantwortung. Wenn ich bewirken kann, dass ein Mensch entweder inspiriert oder niedergeschmettert wird, dann muss ich dafür auch die Verantwortung tragen. Ich kann nicht einfach mit Worten auf ihn eindreschen und hinterher Schulter zuckend sagen: „Mein Gott, ist der aber labil".

Ich plädiere hier nicht dafür, dass du von nun an jedes deiner Worte auf die Goldwaage legst. Das würde dir ja ganz viel von deiner Lebensqualität nehmen. Aber ein wenig auf dich achten kannst du schon. Bewusstsein ist hier sehr hilfreich. Wenn du nicht völlig unbewusst vor dich hinplapperst, dann hast du durchaus die Möglichkeit, zumindest ein wenig davon wahrzunehmen, was deine Worte bewirken. Am Ende wirst du die Verantwortung tragen müssen, denn zu sprechen stellt auch eine Handlung dar und jede Handlung zieht Konsequenzen nach sich, wie wir bereits festgestellt haben. Wenn ein Mensch immer nur über andere herzieht und sich an deren Problemen weidet, dann wird irgendwann zum Glück keiner mehr mit ihm reden wollen.

Aber es geht auch nicht nur um die Macht des Wortes. Die war hier nur ein gutes Beispiel. Wir Menschen haben als Kollektiv noch ganz andere Mächte. Wir haben die Macht, ganze Länder mit Bomben zu zerstören. Wir haben die Macht Hunger und Not über andere Menschen zu bringen. Jede neue Erfindung erweitert unsere Macht. Das Internet, ein machtvolles Werkzeug. Fernsehen, Radio überhaupt die Medien geben uns die Macht, Menschen zu beeinflussen und auch zu manipulieren. Neue Abhörtechniken geben uns die Macht zu sehen, was in anderen Ländern passiert. Und jedes Mal, wenn durch eine neue Erfindung unsere Macht erweitert wird, steigt damit auch die Verantwortung. Wir haben die Atombombe erfunden. Wir haben sie abgeworfen. Und nun wissen wir, was wir damit anrichten können. Es liegt eine gewaltige Verantwortung darin, über so viel Macht zu verfügen. Nun, da wir die Auswirkungen kennen, kann sich niemand mehr auf die Position zurückziehen, er hätte ja keine Ahnung gehabt. Und irgendwie ist es so viel schwerer, die Verantwortung zu tragen, als die Erfindung zu machen. Aber nun ja, das ist der Lauf der Menschheitsentwicklung. Kennst du die Genfer Konventionen? Das sind eine Reihe von Regeln, die für den Kriegsfall gelten. Die ersten dieser Regeln wurden aufgestellt von Henry Dunant, der zufällig Zeuge einer großen Schlacht wurde. Nach der Schlacht lagen tausende von Verwundeten sterbend und verdurstend auf dem Schlachtfeld, weil es nämlich damals noch nicht üblich war, sich vorher darüber Gedanken zu machen. Henry Dunant sah all das Leid und reagierte sofort. Er mobilisierte Menschen aus den umliegenden Dörfern und sie versorgten so viele Verletzte, wie sie nur konnten. Später machte sich Dunant weiterreichende Gedanken. Er schrieb ein Buch, ein sehr lesenswertes Buch mit dem Titel „Eine Erinnerung an Solferino“. Er formulierte die ersten Konventionen für den Kriegsfall. Hierin wurde zum Beispiel festgelegt, dass Ärzte sich nach der Schlacht frei über die Grenzen hinweg bewegen dürfen und, dass sie auch die Erlaubnis haben,

Verwundete der Gegenseite zu behandeln. Eine andere Konvention besagt, dass Dorfbewohner sich nach einer Schlacht einen oder mehrere Verwundete zur Betreuung ins Haus holen durften. Sie brauchten dann nur ein Bettlaken mit einem roten Kreuz darauf auf ihr Dach zu heften. So blieben sie verschont und konnten den Verletzten versorgen. Andernfalls hätte man ihnen alle Vorräte an Nahrung weggenommen, um damit die Truppen zu versorgen. Dunant besuchte viele Fürstenhäuser und überzeugte eine stattliche Anzahl von Herrschern, die Konventionen zu unterschreiben. Das war ein erster Schritt, mit dem die Menschheit begann zu lernen, die Verantwortung für ihre Zerstörungsfähigkeit zu tragen. Die Geschichte geht aber noch weiter. Nach jedem weiteren Krieg zeigten sich weitere Lücken in der Verantwortung. Bei einer Seeschlacht zum Beispiel, was wird da auch den Schiffbrüchigen? Eine weitere Genfer Konvention, die erst nach einer großen Seeschlacht aufgestellt wurde besagt, dass die Schiffbrüchigen das Recht haben müssen, an Land zu gehen, auch wenn es sich dabei um Feindesland handelt. Sie werden dort Kriegsgefangene, dürfen aber nicht einfach getötet werden. Die Genfer Konventionen, die mit jedem neuen Krieg erweitert wurden, zeigen deutlich, wie die Menschheit mit ihrer Verantwortungsfähigkeit immer ihrem Erfindungsreichtum hinterherhinkt. Aber immerhin, sie zeigen auch, dass es hier eine Entwicklung gibt. In früheren Zeiten wurden die Verwundeten nach der Schlacht einfach auf dem Schlachtfeld abgestochen. Wer nicht aus eigener Kraft weglaufen konnte, der wurde von eigens dafür eingesetzten Personen getötet. Seit damals sind wir doch erkennbar weiter gekommen in unserer Bemühung, die Verantwortung für unsere Macht zu übernehmen. Das sollte auch gesehen werden. Und einzelne Menschen tun sich damit nicht leichter als ganze Völker. Selbst, wenn wir bereits erkannt haben, dass unsere Negativität die Macht besitzt, unseren Kindern zu schaden, sind wir keineswegs sofort in der Lage von heute auf morgen weniger negativ zu sein. So einfach ist das nicht. Eine Entwicklung braucht Zeit. Man kann einen kleinen Wald an einem Tag abholzen, aber er braucht mindestens 50 Jahre, um zu wachsen. Jede Macht, die wir besitzen, bringt ihre eigene Verantwortung mit sich, der wir uns gewachsen zeigen müssen.

Aber dieses Axiom funktioniert auch umgekehrt. Die Kehrseite gefällt zumindest mir persönlich viel besser:

Jede Verantwortung birgt Macht.

Wenn ich wirklich für etwas verantwortlich bin, dann habe ich auch die Macht darüber. Wenn ich die Karre in den Dreck gefahren habe, dann habe ich auch die Macht, sie wieder herauszuziehen.

Habe ich die Verantwortung für ein Kind, dann habe ich auch die Macht, hier viel Gutes zu bewirken. Allein mit meiner Macht des Wortes habe ich schon so viel Gutes für so viele Menschen getan. Ich war in meinem Leben immer viel von Kindern umgeben und ich fühlte mich für sie verantwortlich, zumindest für den Zeitraum, in dem sie bei mir waren. Darum habe ich es mir angewöhnt, immer darauf zu achten, wenn die Kinder irgendwelche Qualitäten offenbarten. Wenn ich eine Qualität bemerkt habe, dann habe ich es dem Kind immer sofort gesagt. Ein Mädchen beispielsweise hatte immer einen guten Draht zur Arbeit. Sie hatte so einen richtigen eingebauten Ehrgeiz, eine Arbeit nicht nur gut zu machen, sondern besser als andere. Sie kam immer an meine Tür und fragte, ob ich Gartenarbeit für sie hätte. Dann harkte sie Blätter aus meinen Beeten oder setzte zusammen mit mir Pflanzen ein. Sie lernte dabei auch vieles über den Garten und, wie man mit den Pflanzen umgeht. Und so nebenbei drückte ich ihr meine Freude über ihre Hilfe aus, meine Begeisterung über ihre Qualität oder meine Verblüffung, wenn sie etwas geschafft hatte, was ich ihr gar nicht zugetraut hatte. Sie hat auch ein erstaunliches technisches

Verständnis. Einmal bauten wir beide zusammen den Pavillon nach dem Winter auf. Ich mühte mich ab, die Stangen einer Ecke auseinanderzuziehen. Als ich endlich fertig war, da hatte sie inzwischen die drei anderen Ecken schon aufgestellt. Bei einer anderen Gelegenheit bauten wir zusammen mit einer weiteren Frau ein Hochbett aus Metall auf, für das es keine Bedienungsanleitung mehr gab. Wenn wir die Kleine nicht dabei gehabt hätten, dann hätten wir wohl kläglich versagt. Immer wieder machte sie uns mit ihrer technischen Beobachtungsgabe darauf aufmerksam, dass wir gerade die falschen Stangen zusammen schraubten oder oben mit unten verwechselten und dergleichen mehr. Ich habe die ganze Zeit dafür gesorgt, dass ihr ihre Qualität auch selbst zu Bewusstsein kam. Dafür kann man die Macht des Wortes ganz wunderbar verwenden. „Oh, meine Güte, du hast ja recht." „Ich fasse es nicht, dass du das bemerkt hast", "Was für ein Glück, dass wir dich dabei haben".

Das ist wichtig. Das Kind hat eine Gabe, aber eine Gabe zu besitzen, bedeutet nicht automatisch auch, dass diese überhaupt bemerkt wird und sich entfalten kann. Es schadet nicht, das Kind lieber dreimal mehr, als dreimal zu wenig, darauf aufmerksam zu machen und zwar auf eine Weise, die das Kind stärkt, es stolz macht und motiviert.

Jedes Kind besitzt irgendwelche erkennbaren Qualitäten. Das eine ist neugierig, das andere aufmerksam, eines ist intuitiv, ein anderes fürsorglich, wieder eines hat eine Beziehung zu Farben, Stoffen und anderen Materialien. Es gibt so unglaublich viele Qualitäten. Wir müssen nur aufmerksam zuschauen, was das Kind tut und wie es das tut. Sobald wir eine Qualität bemerken, sagen wir das: „Ich habe den Eindruck, du hast sehr geschickte Hände." So oder so ähnlich. Dadurch wird es dem Kind selbst erst bewusst, dass es über eine Qualität verfügt und es wird Lust bekommen, diese öfter auszuprobieren. Eines ist aber sehr wichtig. Wir dürfen diese Qualitäten nicht erfinden. Wir müssen sie wirklich beobachtet haben. Sonst bürden wir dem Kind eine Last auf. Es will uns gefallen, es will unser Lob, besitzt aber die genannte Fähigkeit gar nicht wirklich. Damit erzeugen wir nur Stress. Schauen wir lieber genau hin und benutzen die Macht des Wortes verantwortungsvoll. Wir können Kinder auf diese Weise stärken, motivieren, aufbauen und unterstützen. Ihr Selbstbewusstsein und Selbstwertgefühl wird gefördert. Das ist zum Beispiel eine Methode, die Verantwortung für die Kinder als Macht zu erkennen, den Kindern etwas Gutes zu tun.

Jede Verantwortung birgt Macht. Habe ich die Verantwortung für eine Abteilung, dann habe ich auch die Macht, diese Abteilung entweder stark und erfolgreich werden zu lassen oder das Gegenteil zu bewirken. Habe ich diese Macht aber gar nicht, dann kann ich die Verantwortung für die Abteilung nicht tragen. Es kommt manchmal in einigen Firmen vor, dass Angestellte zu Abteilungsleitern ohne jede Macht gemacht werden. Aber wenn dann alles schiefgeht, sollen sie die Verantwortung tragen. Das sind nur miese Tricks. Axiom 11 besagt, meine Verantwortung reicht immer nur so weit, wie meine Macht reicht.

Habe ich jedoch wirklich die Macht, dann kann ich auch etwas bewirken. Du kannst ja einmal alle Verantwortungen, die du trägst auf die Frage hin abklopfen, welche Macht dir das gibt. Worin besteht deine jeweilige Macht und wie kannst du sie nutzen, um etwas Gutes zu bewirken.

Es gibt viele Schamanen, die gar nicht direkt als Schamane arbeiten, sondern in den verschiedensten Berufen. Sie tragen Verantwortung in ihren jeweiligen Firmen und Unternehmen und sie erkennen die darin liegende Macht, Dinge zum Guten zu wenden. Schamanen handeln stets zum Wohle aller Wesen. Keinem echten Schamanen geht es nur um sein eigenes Wohl und seinem persönlichen Reichtum. Wusstest du, dass sogar Affen bereit sind, ihren Artgenossen zu helfen, selbst wenn sie nichts davon haben? Es hat Versuche mit Affen gegeben, bei denen Bananen außerhalb der Reichweite eines Affen aufgehängt wurden. Ein anderer Affe in einem noch weiter entfernten Käfig hatte einen Stock. Die Affen schenken ihrem Artgenossen den Stock, damit er die Bananen damit herunter holen konnte, auch wenn sie selbst zu weit entfernt sind, um an die Bananen heranzukommen.

Wenn selbst Affen selbstlos ihre Möglichkeiten in den Dienst ihrer Artgenossen stellen können, dann können wir Menschen das auch. Wir müssen nicht immer etwas davon haben, dass wir unsere Macht für andere einsetzen. Ich habe so viele Kinder unterstützt, die sich später nie wieder blicken ließen. Wir können Verantwortung übernehmen für die ganze Menschheit. Damit meine ich jetzt nicht, für alle Menschen auf einmal und zur gleichen Zeit. Aber jeder Mensch, der uns begegnet, ist ein Mitglied der Menschheit. Wenn ich ihm diene, dann diene ich damit allen ein klein wenig. Wenn ich ein weiteres Kind aufbaue, ihm seine Qualitäten vor Augen führe, es selbstbewusst, stolz und stark mache, so habe ich dies Geschenk der Menschheit gegeben, der ich schließlich auch selber angehöre. Wenn du anfängst, deine Macht zu erkennen, dann wirst du sicher auch Lust bekommen, sie zu nutzen. Das ist anders, als wenn man zu Weihnachten eine Spende an das Kinderdorf überweist. Nicht, dass das falsch wäre, aber es macht viel mehr Spaß etwas zu tun, das aus der eigenen Macht kommt, weil es dich stärkt. Die Spende ist so anonym und bald vergessen. Aber wenn du auf einmal erkennst, dass du – ja du – die Macht besitzt, den Streit zu beenden, der seit zwanzig Jahren in deiner Familie besteht, oder wenn du erkennst, dass du die Macht besitzt, einer Freundin mit ihrer eigenen Firma auf die Beine zu helfen, dann wird es dich als Person gewaltig stärken, dies auch wirklich zu tun. Aber nicht vergessen: Die Macht liegt in der Verantwortung. Wenn wir Macht einfach nur ansehen als die Möglichkeit, etwas machen zu können, dann nehmen wir ihr die negative Aura. Viele Menschen lehnen Macht ab, lehnen selbst das Wort ab, weil so viele machtvolle Menschen schon so viel Schlimmes angerichtet haben. Aber die Macht ist ja schon da. Wir besitzen sie und je mehr Verantwortung wir haben umso mehr von ihr. Es bringt überhaupt keinen Segen, Macht zu besitzen und sie zu verleugnen. Wenn unsere Vorfahren, die Höhlenmenschen das Feuer immer gleich gelöscht hätten, wenn es zufällig entstand, hätten sie niemals gelernt damit umzugehen und wären alle erfroren. Macht ist wie dieses Feuer. Sie kann gefährlich sein, kann sich in Versuchung bringen. Aber das wird nicht dadurch besser, dass ich einfach so tue, als hätte ich keine Macht, während ich zugleich mit meiner unbewussten Macht auf anderen herum trample. Wenn das Feuer nun einmal da ist – und gebraucht wird es ja schließlich auch – sollten wir auch lernen, damit umzugehen.

Kapitel 13 - Axiom 13

Alles dreht sich um Entwicklung

Dieses Axiom ist gewissermaßen der Baumstamm, an dem die anderen die Äste darstellen. Es ist die Basis der Axiome.

Hier auf dieser Welt dreht sich alles um Entwicklung, allerdings bemerken die meisten Menschen das nicht. Manche Menschen denken, es geht hier um Geld und Macht, andere meinen es ginge um Karriere. Wieder andere sind der Ansicht, dass es um die Familie geht und um Werte. Manche meinen, Liebe sei das Ziel aller Dinge.

Liebe ist ganz sicher wichtig. Aber wenn es hier auf dieser Welt wirklich um Liebe ginge, würden die Menschen sich völlig anders verhalten. Wenn Liebe das Ziel wäre, dann würden wir auch um die Liebe kämpfen. Wir würden es nicht hinnehmen, wenn uns eine Liebe entglitten ist. Ein Mann, der seine Frau nicht mehr liebt, würde darum kämpfen, wieder in die Liebe zu ihr zurückzufinden. Er würde an sich selbst und seiner Situation arbeiten, würde Therapien machen und sich Gurus anvertrauen. Tut er aber nicht. Und sie auch nicht, wenn sie ihre Liebe zu ihm verloren hat. Wenn überhaupt kämpft immer nur der, der die Liebe noch besitzt. Wenn sie ihn noch liebt, dann versucht sie allerlei, um ihn zurück zu gewinnen. Ist die Liebe aber erst einmal aus unseren Herzen gerutscht, neigen wir doch eher dazu, nach einer neuen Liebe zu suchen, statt die alte wieder aufzuwärmen. Ich sage das hier ohne Vorwurf. Es geht eben nicht um Liebe. Es geht um Entwicklung, immer, die ganze Zeit über, bei allem Unbill, allem Leid, aller Krankheit, Not und Tod.

Ich halte es durchaus für möglich, dass dies nicht immer so war. Aber jetzt ist es so. Wir Menschen streben nach Entwicklung, wenngleich zumeist auch völlig unbewusst. Und wir verlassen sogar die Liebe, wenn wir uns an jenem Punkt und mit jenen Menschen nicht mehr weiter entwickeln können. Das bedarf der weiteren Erklärung.

Was soll denn das heißen? Wenn ein Mann seine Frau verlässt, um mit einer jüngeren davon zu ziehen, sieht es ja zunächst gar nicht nach Entwicklung aus, sondern eher nach so etwas wie Erneuerung.

Er will es wieder so haben, wie es am Anfang war, jung, schön, frisch und lebendig. Könnte das nicht auch ein Rückschritt sein?

Um dies erklären zu können, ist es wichtig, das Wesen der Entwicklung zu verstehen.

Entwicklung bei einem bereits erwachsenen Menschen vollzieht sich fast immer in vier Schritten. Vier Schritte, die wir alle immer wieder und wieder durchlaufen. Schritt eins ist zunächst einmal der Verlust einer Komfortzone.

Wir Menschen bauen immer wieder Komfortzonen um uns herum auf. Unsere Wohnung ist natürlich so eine Komfortzone, aber unser Freundeskreis ist auch eine. Wir kennen unsere Freunde, wissen wie sie im Einzelnen ticken, wissen, wie wir auf sie reagieren können und fühlen uns mit ihnen wohl und unbedroht. Das ist unsere soziale Komfortzone. Unsere Arbeit ist ebenfalls so eine Zone. Wir kennen unsere Arbeit, wir wissen, was wir da tun und sind im Normalfall den Anforderungen gewachsen. Die Anforderungen beunruhigen uns daher nicht. Die Arbeit ernährt uns. Wir kennen die Menschen an unserem Arbeitsplatz und haben uns einen Rang unter ihnen erarbeitet. Wir wissen, was wir tun müssen, um uns diesen Platz zu erhalten. Das ist eine große Komfortzone. Aber unser Denken, unser für Wahr Halten, unsere Meinungen und Glaubensmuster sind auch Komfortzonen. Diese Denkweisen haben wir uns einst erarbeitet. Sie sind geprüft und getestet und haben sich als tragfähig erwiesen. All das bildet eine Komfortzone. Gerade habe ich in der Zeitung von dem Schiff gelesen, das mit Forschern und Passagieren im arktischen Eis eingefroren war. Die Menschen mussten 9 Tage auf ihre Rettung warten. Sie vertrieben sich die Zeit mit Sport und Singen. Das war sehr menschlich von ihnen. Sie haben sich sofort daran gemacht, in der Ausnahmesituation wieder kleine Komfortzonen einzurichten, um leichter damit klarkommen zu können. Komfortzonen im Denken, Fühlen, Handeln, Leben und Erleben einzurichten, ist keineswegs falsch. Es ist wichtig für uns Menschen und wir werden es immer wieder tun. So machen wir es uns schön und angenehm in dieser Welt. Diese Neigung erfüllt auch noch einige andere evolutionäre Zwecke, die ich aber hier gar nicht weiter erläutern will. Ich denke du hast es inzwischen ja schon längst verstanden. Dir sind sicherlich auch deine eigenen Komfortzonen aufgefallen, die dir lieb und teuer sind.

Solange wir uns innerhalb unserer Komfortzonen befinden, findet keine Entwicklung statt, sondern Entspannung, Erholung und Normalität, wenn man so will. Das ist schließlich wichtig. Wer will denn schon unentwegt kämpfen?

Aber ab und zu kommt das Schicksal und entreißt dir einfach eine deiner Komfortzonen. So zum Beispiel, wenn du nach der Grundschule auf das Gymnasium kommst. Du gehst auf eine andere Schule, kennst dort fast niemanden, bis auf diejenigen unter deinen Mitschülern, die dich begleiten und sie kommen vielleicht nicht mal in dieselbe Klasse wie du. Du kennst die Lehrer nicht, die Art des Unterrichtes ist neu für dich, die Anforderungen höher, der Weg ist weiter. So viel Neues auf einmal. Das macht auch Angst. Das ist zunächst einmal der Verlust einer Komfortzone. Diese Art von Sprüngen aus einer Komfortzone bietet das Leben jedem von uns mehrmals: Aus Mamas Arm in den Kindergarten, aus dem Kindergarten in die Schule, von der Grundschule in die weiterführende Schule, aus der Schule in die Lehre oder an die Universität, aus der Ausbildung in die Arbeit, aus dem Elternhaus in die eigene Wohnung, aus dem Single-Dasein in die Partnerschaft, aus der Zweisamkeit in die eigene Familie und so weiter. Und das sind nur all die ganz normalen Verluste von Komfortzonen. Dazu kommen dann noch die wirklich schicksalhaften Ereignisse, wenn etwa ein Partner krank wird oder gar stirbt, wenn man seinen Arbeitsplatz verliert, wenn ein Partner sich von anderen scheiden lässt, wenn man selbst krank wird. Als zum Beispiel während des Hochwassers im Jahre 2013 einige Menschen für mehrere Tage ihre Häuser verlassen mussten, um mit all ihren Nachbarn zusammen in eine Turnhalle einquartiert zu werden, da sind ihnen gewiss gleich mehrere Komfortzonen gleichzeitig entrissen worden. Es bestand unter diesen Umständen keine Chance mehr, seinen Gewohnheiten nachzugehen und es gab auch keine Rückzugsmöglichkeiten. Der Nachbar, mit dem sie vielleicht nie mehr als drei Sätze gewechselt hatten, lag nun auf der Pritsche gleich neben ihnen. Man konnte sich nicht wirklich aus dem Wege gehen, konnte auch nicht selbst entscheiden, was man essen wollte, sondern war auf die Nahrung des Verpflegungszuges vom Roten Kreuz angewiesen. Man konnte sich auch nicht wirklich durch Arbeit ablenken. Das war gewiss keine leichte Zeit für diese Menschen.

Ich rufe noch einmal in Erinnerung, was ich eingangs sagte: Der Verlust einer Komfortzone sei der erste Schritt zu einer Entwicklung. Darauf komme ich nun zurück. Der Verlust einer Komfortzone führt für Gewöhnlich zum zweiten Schritt und das ist die Krise.

Die Krise kann groß oder klein sein oder auch winzig. Sie ist aber immer da. Einige Menschen in jener Turnhalle konnten sich vielleicht leicht auf die neue Situation einstellen und für andere war es sehr schwer. Aber auch jene, denen es leicht fiel, haben doch eine zumindest geringfügige Krise erlebt, denn die folgt grundsätzlich immer, wenn uns eine Komfortzone genommen wird – es sei denn wir sind erleuchtet. Und das ist ja kaum jemand. Wir durchlaufen also eine Krise. Wie sieht die aus? Nun, die kann ganz viele Gesichter haben. Da ist alles möglich, alle Arten von Emotionen, Gedanken, Versuche, Verzweiflung, mit Gott verhandeln, sich aufregen, Grübelorgien und Gedankenkarusselle. Jeder macht es auf seine Art. Wir versuchen mit der neuen Situation irgendwie klar zu kommen. Viele versuchen dabei, die alte Situation wieder herzustellen, den alten Status Quo. Sie regen sich auf, wehren sich heftig gegen Veränderungen. Andere können Veränderungen gleich so wenig akzeptieren, dass sie über Selbstmord nachdenken, depressiv werden oder Krankheiten entwickeln. Und wieder welche versuchen voller Aggressionen die ganze Welt um sich herum dazu zu bringen, dass sie sich anders verhält. Das alles nützt jedoch nichts. Die Krise, egal ob groß, klein oder winzig, endet erst mit dem dritten Schritt: Das neue Element muss gefunden werden. All das, was uns widerfuhr, hatte nur einen Sinn und ein Ziel: Ein neues Element will den Eingang in unser Leben finden. Was könnte so ein neues Element sein?

Vielleicht eine neue Freundschaft, eine neue Partnerin, eine neue Liebe, ein neuer Job, eine neue Qualität, Sichtweise, Denkweise, Perspektive, etwas Neues, das wir erlernen, die Fähigkeit zu Liebe und Mitgefühl, Verantwortung oder Vergebung, ein Baby, ein Haustier und vieles andere mehr.

Auf alle Fälle wird es mehr sein, als nur eine neue Information. Das ist gewiss, denn du brauchst keine Krise, um dir neue Informationen aneignen zu können. Neue

Informationen kannst du dir ganz entspannt aus einem Buch oder über das Internet holen, ohne irgendeine deiner Komfortzonen zu verlassen. Dafür zettelt deine Seele nicht extra ein Komfortzonendrama an. Das neue Element ist mehr als das. Es wird etwas sein, das zu dir will, um von nun an ein Teil deines Lebens zu sein. Eine neue Information kannst du auch wieder vergessen, so wie du vermutlich viele Englisch Vokabeln wieder vergessen hast, die du dir in der Schule einst angeeignet hast. Das ist mit einem Entwicklungsschritt nicht möglich. Der ist nicht umkehrbar. Wenn unter der Erde die Walnuss aufspringen muss, um dem jungen Trieb Platz zu machen, der nach oben strebt, dann ist das für die Nuss sicherlich auch eine Krise. Einst war sie so vollkommen, so rund, so stark. Warum kann sie nicht so bleiben? Ist denn nicht alles gut und perfekt so? Aber der junge Trieb will wachsen, will sich entwickeln und sprengt schließlich die Nussschale und beginnt nach oben zu wachsen. Das ist nie mehr rückgängig zu machen. Diese eine Nuss wird sich nie wieder schließen, wird nie wieder den Trieb in sich bergen. Aber aus dem Trieb wird mit etwas Glück ein neuer Nussbaum, der einst viele Nüsse abwirft. Es sind Wachstum und Entwicklung, die sich hier zeigen, auch wenn es der Nuss vielleicht zeitweise als Gemeinheit erscheinen mag.

So ist es mit unseren Entwicklungsschritten auch. Echte Entwicklung ist nicht umkehrbar. Und darum geht es. Einer der Männer, die in jener Turnhalle mehrere Tage auf das Ablaufen des Hochwassers warteten, sagte den Reportern, er sei tief beeindruckt von dem sozialen Zusammenhalt der Menschen. Er habe noch nie so viel mit seinen Nachbarn geredet und hätte gar nicht gewusst, was für großartige, hilfsbereite und tiefe Menschen sie eigentlich seien. Er beendete seinen Bericht sogar mit den Worten: „Wir warten schon fast wieder auf das nächste Hochwasser“.

Wie ist denn so was möglich? Wieso jammert der nicht? Wieso beklagt der nicht seine finanziellen Verluste? Wieso beschimpft der nicht den Staat, weil der sich schlecht gekümmert hat oder so?

Dieser Mann hat seine vier Schritte durchlaufen und mindestens einen echten Entwicklungsschritt getan. Das neue Element, soweit ich das hier erkennen kann (ich hatte keine Gelegenheit persönlich mit diesem Mann zu sprechen) könnte zum Beispiel ein ganz neues Sozialverhalten sein. Auch eine neue Einstellung zu den Menschen, zur Gemeinschaft der Menschen und zum Thema Besitz. Mit Sicherheit hat er auch einiges verloren, aber er beklagte sich nicht darüber. Vielleicht ist ihm deutlich geworden, dass aller Besitz und alle Habe nicht so viel wert sind wie der liebevolle Zusammenhalt unter den Menschen.

Und er hat offenbar auch den vierten Schritt bereits erfolgreich durchlaufen: Die gesamte Erfahrung richtig einordnen.

Denn an dieser Stelle können noch einmal Fehler passieren. Wenn Beispielweise eine Frau von der Liebe enttäuscht wurde und sie zu dem Schluss kommt, alle Männer sind Schweine, dann kann sie mit dieser Schlussfolgerung zwar weiter leben, hat sich aber damit auch von allen künftigen positiven Liebeserlebnissen mit Männern ausgeschlossen.

Wir Menschen müssen alle Erfahrungen, die wir machen, auch richtig einordnen können. Wir müssen zu irgendeiner abschließenden Erklärung gelangen, sei sie nun falsch oder richtig. Das ist egal. Hauptsache, sie erklärt uns das, was wir erlebt haben. Sonst sind wir verunsichert, ängstlich, wissen nicht, wodurch das Unglück ausgelöst worden ist und ob es morgen wieder passiert. Zu wissen, was es ist und wie es zustande kam, ist wichtig für unsere innere Sicherheit.

Mit diesem Phänomen habe ich als weise Frau viel zu tun. Oft kommen Menschen zu mir, die eine Krise erlebt haben und einfach nicht wissen, wie sie sich das alles erklären sollen. Hierbei zu unterstützen gehört zu den wesentlichen Aufgaben eines Schamanen.

Es ist durchaus möglich, dass ein Mensch eine schlimme Krise nicht nur überstanden hat, sondern sich auch sehr erfolgreich dadurch weiter entwickelt hat und dann trotzdem zu völlig falschen Schlussfolgerungen gelangt, wie etwa: Gott hasst mich. Ich habe immer nur Pech oder alle Menschen sind schlecht.

Wenn ich hier von richtigen und falschen Schlussfolgerungen spreche, so meine ich das nicht in einem moralischen Sinne. Es geht nicht darum, die ethisch „richtige" Schlussfolgerung zu finden. Es geht vielmehr darum zu einer Schlussfolgerung zu gelangen, die Türen zum Leben öffnet und nicht Türen verschließt. Wie glücklich kann ein Mensch leben, der glaubt Gott würde ihn hassen? Wie fröhlich werden wir wohl sein, wenn wir immer damit beschäftigt sind, unser ganzes Pech und Unglück zusammenzuzählen und wie angenehm wird sich das soziale Leben eines Menschen wohl gestalten, der alle seine Mitmenschen für schlecht hält? Tatsächlich hatte ich kürzlich eine Sitzung mit einem jungen Mann, der in genau diese Falle gegangen war. Alle Menschen sind schlecht, so meinte er und das schließe auch ihn selbst mit ein, weil er kein Vegetarier war. Er wurde zu mir geschickt, weil er suizidgefährdet war. Nicht überraschend bei so einem Menschenbild. Dabei hat er nur ein paar sciner Erfahrungen falsch eingeordnet. Nur ein grausamer, erzdogmatischer, bornierter, mittelalterlicher Inquisitor würde einen Menschen aufgrund seiner Schwäche für schlecht erklären. Wir Menschen sind eben auch mal schwach. Einige wären gerne Vegetarier und schaffen es einfach nicht, zu groß ist das Bedürfnis nach Fleisch. Das ist ein Grund für Mitgefühl und Trost, nicht für Hass und Verurteilung. Aber das kann ein so junger Mensch noch nicht wissen und so fällt er Urteile die ihn dann später unglücklich machen und quälen, ja womöglich wirklich in den Tod treiben.

Dies Beispiel zeigt deutlich, was ein falsches Urteil anrichten kann. Das negative Urteil über seine Mitmenschen und sich selbst hat den jungen Mann keineswegs gestärkt und ihn auch nicht wachsen lassen. Es hat ihm nicht die innere Stärke und Größe verliehen, sich von seiner Sucht nach Fleisch zu trennen. Es hat ihn geschwächt, niedergerissen und in Todesnähe gebracht. Das meine ich, wenn ich von einer falschen Beurteilung spreche.

Es gibt immer auch einen Weg, die Dinge anders zu sehen. Auch, wenn wir oft denken, es gäbe nur eine einzige richtige Beurteilung der Dinge, so ist das doch ganz falsch, da es immer viele verschiedene Sichtweisen gibt. Hier ein Beispiel:

Eine Klientin kam zu mir in die Sitzung mit genau diesem Thema. Sie hatte etwas erlebt, dies bereits verarbeitet und wusste es nun nicht richtig zu beurteilen. Diese Frau hatte ein weites Bewusstsein, eine helle Seele und hatte schon viele erfolgreiche Entwicklungsprozesse durchlaufen. Sie war nun fünfzig Jahre alt geworden und der unerwartete Verlust einer Komfortzone (ihr Lebenspartner hatte sie betrogen, belogen, ihr Konto leer geräumt, sie diffamiert und verlassen) hatte ihr einen Kurzaufenthalt in einer Psychiatrischen Klinik beschert. Ihre Krise dauerte etwa zwei Monate, dann war es ihr gelungen sogar mehr als ein neues Element zu integrieren. Sie hatte sogar sehr vieles erkannt, gelernt und sich angeeignet. Früher war sie unselbständig, abhängig und schwach gewesen, hatte lieber seine Lügen geglaubt, statt ihrer Intuition nachzugeben, hatte sich lieber etwas vorgemacht, statt sich auf eigene Füße zu stellen und nun war sie das Gegenteil. Eine starke, selbständige, selbstbewusste Frau, die ihren Gefühlen und ihrer Intuition Raum geben konnte und damit auch Zugang zu ihrer inneren Weisheit hat. Sie war ganz wundervoll und hatte diese großen Schritte in nur zwei Monaten gemacht. Nur konnte sie sich selbst nicht vergeben, dass sie selbst mit ihren fünfzig Jahren immer noch in so tiefe innere Löcher fiel. In die Depression gerutscht, verlassen, suizidgefährdet, Psychiatrie, geschlossene Abteilung. Das alles erschien ihr so demütigend, so ein deutliches Zeichen ihrer Schwäche und Unfähigkeit angesichts der (scheinbaren) Stärke anderer um sie herum.

Ich beschrieb ihr die vier Schritte einer Entwicklung, (hier noch einmal für alle:)

1. Verlust einer Komfortzone
2. Krise
3. Das neue Element finden, akzeptieren und integrieren
4. Die gesamte Erfahrung richtig einordnen

und konnte ihr dadurch zeigen, dass ihr Verlust und die daraus folgende Krise nur das Werkzeug waren, mit dessen Hilfe sie ihre großartigen Entwicklungsschritte gemacht hatte. Ohne Krise keine Entwicklung! Und kein neues Element ohne Krise.

Ihre tiefe persönliche Krise war also nur ein sichtbares Zeichen für ihre außerordentliche Entwicklungs-fähigkeit. Und all die scheinbar so stabilen Menschen, die anscheinend nie in innere Löcher fallen, entwickeln sich entweder nicht, oder sie verbergen es nur vor unseren Augen, was nebenbei ihr gutes Recht ist.

Diese Frau kann stolz auf sich sein. Wie viele Menschen kommen in die Psychiatrie und wehren sich da bloß die ganze Zeit, bekämpfen die, die ihnen helfen wollen, erklären die therapeutischen Ansätze für Schwachsinn, kämpfen also gegen das Neue, das zu ihnen will. Sie dagegen hatte diese Chance genutzt, hatte alles in sich aufgesogen und sich ihre neuen Elemente tapfer in ihr Leben hinein gearbeitet. Kein Grund sich zu schämen, wirklich nicht. So kann man es nämlich auch sehen.

Falls du gerade unter irgendetwas leidest, irgendein Unbill dich ereilt hat, kannst du dich nun fragen:

An welchem dieser vier Schritte arbeite ich gerade?

Versuche ich verzweifelt meine Komfortzone festzuhalten?

Befinde ich mich ein einer Krise?

Kann ich ein neues Element sehen?

Bekämpfe ich es vielleicht gerade?

Und bin ich in der Lage die gesamte Erfahrung so einzuordnen, dass sie meinem Leben dient?

Vielleicht geht es dir ja gerade prima und kein Unglückswölkchen zeigt sich am Horizont. Dann solltest du dieser Erfahrung nicht hinterher rennen. Genieße lieber dein Glück. Sei heiter und froh. Um Probleme brauchen wir uns erst zu kümmern, wenn sie sich uns in den Weg stellen. Und das werden sie irgendwann schon von alleine tun. Dann hast du immer noch Zeit für diese vier Schritte.

Und vielleicht ist es ja auch so, dass immer viele Menschen zu dir kommen um ihre Probleme zu erzählen, Nachbarinnen. Freundinnen, Schwestern. Dann kannst du ihnen gern die vier Schritte aufschreiben und erklären (Mache ich fast immer in meinen Sitzungen). Es könnte sein, dass dadurch eine neue Komponente in die Gespräche kommt.

Entwicklung ist das uns alle antreibende Element des Lebens. Dabei kommt es nicht darauf an, ob wir auch erkennen und wissen. Es geschieht einfach. Entwicklung ist die Richtung, in die die Energie fließt. Manche Menschen entwickeln sich so langsam, dass wir es gar nicht erkennen können. Hätten wir aber die Möglichkeit, sie innerhalb vieler Leben zu beobachten, würden wir auch ihre Schritte wahrnehmen und wären vielleicht sogar beeindruckt. Dieses Axiom ist den meisten Menschen unbekannt und sie glauben stattdessen, dass es im Leben um andere Dinge geht. Manche glauben, es ginge darum Gottes Willen zu erfüllen. Aber wohin das führen kann zeigt uns die Bibelgeschichte von Hiob, Gottes treuestem Diener, dem Gott alles weggenommen hat, um ihn zu testen. Manche glauben, es ginge um die Macht und Reichtum. Aber Macht und Reichtum nützen uns nicht mehr viel, wenn wir oder unsere Lieben eine schlimme Krankheit bekommen. Sicher, ein reicher Mann kann sich dann zumindest die besten Ärzte und die neuesten Therapien leisten. Aber wenn das Kind stirbt, dann stirbt es. Auch Reiche und Mächtige haben Autounfälle oder stürzen mit Flugzeugen ab. Wenn wirklich Reichtum und Macht das Ziel wären, dann müssten sie uns auch vor diesen Ereignissen schützen können. Gott schützt uns nicht, Geld schützt uns nicht, Macht auch nicht. Wahrheit, Familie, Brüderlichkeit, Frieden, all diese Werte beschützen uns nicht vor Unfällen und anderen Schicksalsschlägen. Warum nicht? Weil sie nicht das Ziel sind. Hier auf der Erde sind wir, um uns zu entwickeln. Nicht weil wir uns entwickeln müssen, sondern vielmehr dürfen. Sich nicht entwickeln zu dürfen wäre nämlich furchtbar. Stelle dir deinen Sohn, den du jetzt säugst vor, wie er mit 21 Jahren immer noch an deinen Brüsten hängt und gewickelt werden muss. Ist das nicht ein grauenvolles Bild. Glücklicherweise darf er sich aber entwickeln. Er wird mit 21 Jahren ganz anders aussehen und dastehen als mit 10 Monaten.

Aber wir Menschen sehnen uns auch nach Sicherheit. Welche Sicherheit kann es denn hier für uns geben? Gibt es etwas, das wir tun können, um Schicksalsschläge zu vermeiden?

Mein Rat ist: Werde Entwicklungsfreudig. Das ist so wie Schwimmen lernen. Anstatt immer nur zu verhindern, dass ein Kind ins Wasser fällt, können wir ihm auch das Schwimmen beibringen. Sollte es dann doch einmal in den See fallen, kann es zumindest schwimmen und wird nicht ertrinken. Wenn du lernst, wie man mit Entwicklung umgeht, dann kannst du schwimmen. Dann wird dich der Verlust der Komfortzone nicht so unvorbereitet und hammerhart treffen. Eigentlich liebt unsere Seele die Entwicklung und wir würden sie auch lieben, wären da nicht unsere Ängste. Wenn ein Rosenbusch mit jedem Jahr mehr Rosen trägt, findet der Busch das auch toll. Dem Busch ist nicht daran gelegen, seine Entwicklung hin zu immer mehr Schönheit, Blüte und Reichtum zu verhindern. Nur wir Menschen haben solche Probleme, indem wir es mit den Komfortzonen übertreiben. Es ist schön, eine Komfortzone zu haben, eine gemütliche Sphäre, die uns einhüllt, wärmt und behütet. Aber wir neigen dazu uns in diesen Zonen einzumauern. Irgendwann fühlen wir uns schon lange nicht mehr so toll in unserer Komfortzone und verteidigen sie dennoch mit Zähnen und Klauen. Vielleicht langweilen wir uns in unserer Ehe, unserem Freundeskreis oder an unserem Arbeitsplatz. Aber wir lassen gar nicht zu, dass diese Information an unser Bewusstsein dringt. Zu groß ist unser Bedürfnis nach Sicherheit. Wie schade das ist! Denn wir könnten noch so viel tun, um den Zerfall unserer Ehe oder unseres Freundeskreises zu verhindern. Wir selbst können ein paar neue Elemente hineintragen. Tun wird dies jedoch nicht, dann wird der Hilferuf unserer Seele immer lauter und irgendwann zerschlägt unsere eigene Seele einfach das verhärtete Konstrukt zu dem unsere einstige Komfortzone geworden ist. Dann kann wieder etwas Neues passieren. Dann ist der Weg wieder frei.

Wenn wir nicht aufhören uns selbst wahrzunehmen und wenn wir bewusst bleiben, dann merken wir es jederzeit, sobald etwas nicht mehr stimmt. Dann müssen wir uns noch nicht einmal beeilen. Wir haben noch genügend Zeit uns nach neuen Elementen umzuschauen, neuen Sichtweisen, Gewohnheiten. Freunden, Hobbys, Fähigkeiten, Orten und Tätigkeiten. Erst wenn wir zu lange warten, beginnt das Schicksal für uns zu handeln.

Was ist so schlimm daran, einmal etwas Neues auszuprobieren? Warum nicht mal einen Computerkursus machen oder eine Reise, zu einem Speed Dating gehen, ein Seminar besuchen, einen Kursus an der Volkshochschule mitmachen, das Haus verlassen, ein Instrument erlernen oder eine neue Sprache, ein paar neue Freunde suchen, sich neuen Erfahrungen aussetzen? Ob du dabei Ängste hast oder nicht ist doch ganz egal. Du kannst all diese Dinge auch mit Angst machen. Wer sagt denn, dass man eine Sache nicht machen kann, nur weil man Angst davor hat? Mach es doch einfach trotzdem. Dann bist du hinterher stolz auf dich! Und mit der Zeit wirst du deinen Entwicklungs-Freischwimmer machen. Dann brauchst du dich vor keiner Entwicklung mehr zu fürchten, weil du weißt, dass du auf jeden Fall damit umgehen kannst und auch wirst. Ab diesem Punkt kann es dann auch ohne den Verlust von Komfortzonen Entwicklung geben.

Wer ist De Wise Fru?

De Wise Fru ist eine heitere, offene, verspielte und unglaublich unterstützende Frau. Die meisten ihrer Qualitäten liegen im Bereich des sozialen Lebens. Sie gründet Gemeinschaften wie den Stamm der Weisen, beteiligt sich an Projekten wie dem Kunstfestival „Wagen und Winnen“ moderiert Messen, um Freunden dadurch behilflich zu sein, stürzt sich immer wieder gern und mit Begeisterung unter die Menschen. Dabei tut sie oft Dinge, die die Menschen verblüffen. Ihr Auftritt in einem Sketch bei dem Lokal Looser Wettbewerb des Kulturvereins Raum 2 sorgte allenthalben für Verwunderung. Wie kann eine Frau, die sich so heiter über die Esoterik mokiert, denn ein spiritueller Mensch sein? Ihre Antwort lautet: „Nur wer fähig ist, über sich selbst zu lachen, kann sich als ernsthafte spirituelle Persönlichkeit betrachten“.

Die drei Worte, die sie wohl am treffendsten beschreiben sind: Lebendig, kraftvoll und irdisch. Ihre Augen leuchten, wenn sie spricht.

Den Menschen gegenüber ist sie stets mütterlich, respektvoll, herzlich und freundlich und sie wird nie eine Qualität ihres Gesprächspartners übersehen.

Sie liebt Tiere und die Tiere erwidern diese Liebe. Vor einigen Jahren blieb ein Wolf, der seine Beute schon im Maul trug, am Wegesrand stehen, keine 10 Schritte von ihr entfernt, um sie zu bestaunen. Einmal erlebte ich es, wie sie einen Schmetterling rettete, der sich verirrt hatte, indem sie ihn einfach aufforderte, auf ihren Finger zu fliegen. Der Schmetterling tat wie geheißen und ließ sich in die Natur zurückbringen. Sie ist eine Quelle der Weisheit und der

Wahrheit, ohne jede Neigung damit anzugeben. Aber wer fragt, wird immer Antwort bekommen.

Sie verwandelt ihre Schüler in Freunde, denn sie hat nicht das Bedürfnis über anderen zu stehen. Als reine, unschuldige Seele, die sie ist, gelingt es ihr finanziell kaum je, auf einen grünen Zweig zu kommen. Zu wenig ausgeprägt ist ihr Draht zum Geld, aber sie geht immer völlig entspannt mit Menschen um, die in ihr Haus kommen, um zu pfänden. Ich habe dies selbst miterlebt. Der Vollzugsbeamte kam, um zu pfänden und blieb, um zu helfen. Sie ist vielleicht der einzige Mensch, der sogar von seinen Gläubigern geliebt wird.

Der inhaltliche Erfolg ihrer Arbeit ist allerdings unbestritten. Sie hinterlässt machtvolle und segensreiche Spuren in der deutschen Spiritualität, in den Herzen der Menschen, die ihr begegnet sind und – dies vielleicht mehr als alles andere – im morphogenetischen Feld unseres Landes.

Jana Petersen

Ebenfalls von der Autorin erschienen sind:

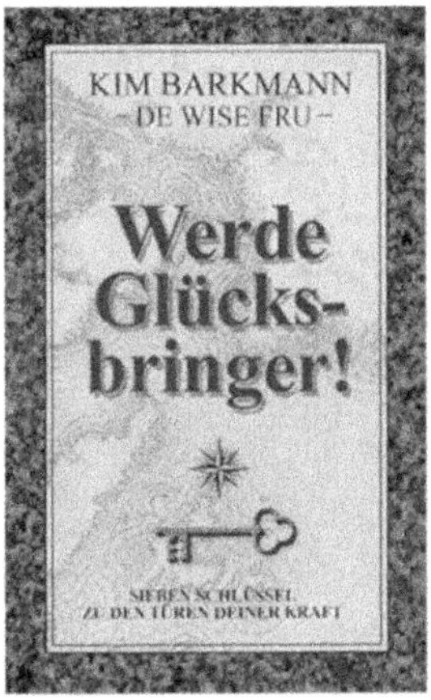

Werde Glücksbringer

Sieben Schlüssel zu den Türen deiner Kraft

Von De Wise Frau, Kim Barkmann

Lebende Glücksbringer sind Menschen, die ihre Wahrheit gefunden haben und sie leben. Wer sich so einem wahrhaftigen Menschen nähert, begibt sich in die Schwingung von Wahrheit. Dadurch wird auch die Wahrheit in ihm zum Schwingen gebracht und erzeugt Veränderungen in seinem Bewusstsein. So können wahrhaftige Menschen zu Glücksbringern werden.

In Briefen an ihre Freundin Steffi vermittelt Kim Barkmann sieben Einsichten, die als Schlüssel fungieren, um die Türen zur Wahrheit zu öffnen. Hinter jeder Tür beginnt freilich ein Weg, der gegangen sein will. Wem es gelungen ist, diese Einsichten in sein Leben und sein Selbst zu integrieren, der kann sich auf den Weg machen, um ein Glücksbringer für sich, für andere und in dieser Welt zu werden.

Erschienen bei: BoD – Books on Demand, Norderstedt

ISBN 978-3-7322-5679-2

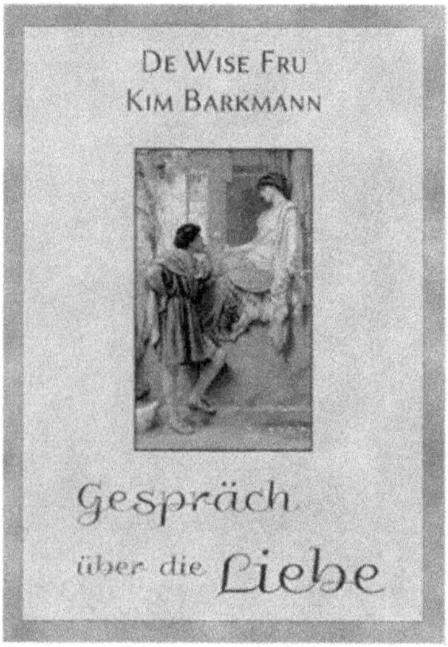

Gespräch über die Liebe

Von De Wise Fru, Kim Barkmann

Im vorliegenden Buch schreibt Kim Barkmann über die Liebe aus der Sicht der weisen Frau. Welche Funktion hat die Liebe für uns Menschen? Wie geht man mit ihr um? Was können wir tun, um Liebende zu werden? Diese und viele andere Fragen werden hier beantwortet. Es geht um einen nicht alltäglichen Blickwinkel, der vieles erklärt und erhellt.

Erschienen bei: BoD – Books on Demand, Norderstedt

ISBN 978-3-8482-5628-0

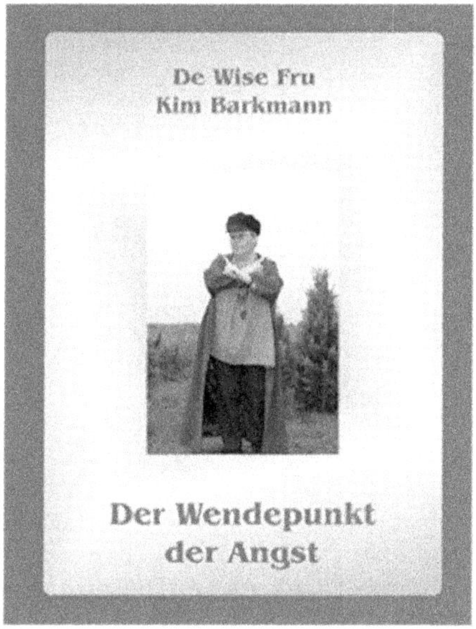

Der Wendepunkt der Angst

Von De Wise Fru, Kim Barkmann

Angst ist in Wahrheit Kraft.
Die Kraft hat eine Absicht.
Wir können unsere Angst in Kraft umwandeln, indem wir sie in uns aufnehmen.
Das sind die drei Schlüssel gegen die Angst, wie sie in diesem Buch dargestellt werden.

Erschienen bei: BoD – Books on Demand, Norderstedt

ISBN 978-3-8482-0106-8

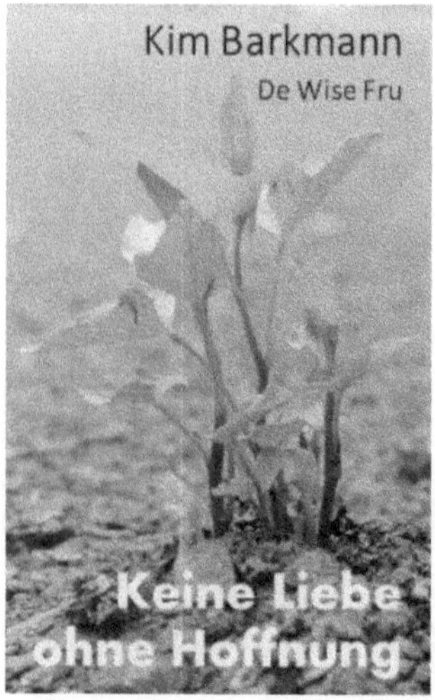

Keine Liebe ohne Hoffnung

Von De Wise Fru, Kim Barkmann

In diesem Buch geht es um das Thema Hoffnung. Hoffnung brauchen wir alle. Sie ist eine unserer größten Kraftquellen. Dennoch beginnen in dieser Zeit viele Menschen, ihre Hoffnung zu verlieren. Das hat seinen Grund. Es ist Zeit für einen Paradigmenwechsel. In diesem Buch beschreibt Kim Barkmann wie unsere Verluste, Ängste und Nöte aus dem Blickwinkel ihrer Notwendigkeit für unser menschliches Wachstum plötzlich zu Schatztruhen werden. Das Leben kann sehr viel schöner sein und sehr viel leichter, wenn wir unsere Aufgabe als wachsende, sich entwickelnde Geschöpfe erkennen und annehmen.

Erschienen bei: BoD – Books on Demand, Norderstedt

ISBN 978-3-7392-3570-7

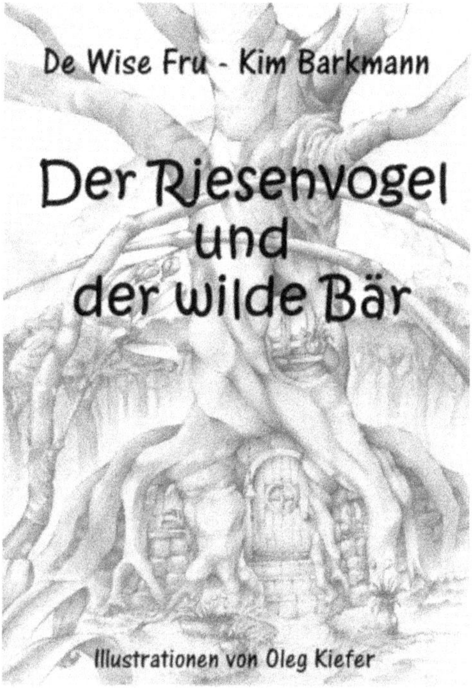

Der Riesenvogel und der wilde Bär
Ein schamanisches Märchen nicht nur für Kinder
Von De Wise Fru, Kim Barkmann

Lustig, spannend und voller Lebensweisheit wird die Geschichte erzählt, wie die Heilerin im Wald ihren Nachfolger unter den sieben Kindern einer klugen Mutter auswählt.

Erschienen bei: BoD – Books on Demand, Norderstedt

ISBN 978-3-8423-2734-4

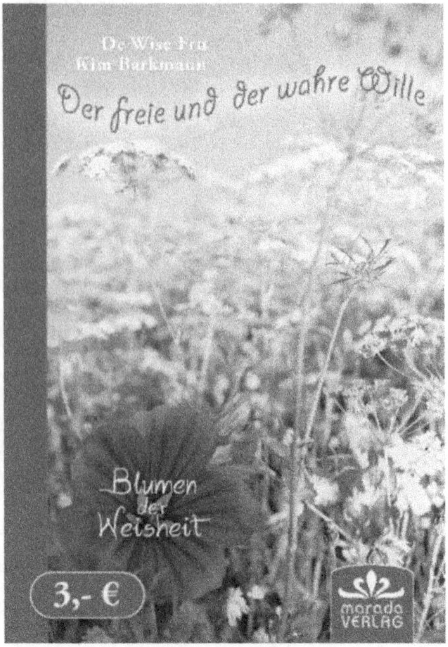

Der freie und der wahre Wille

Von Kim Barkmann, De Wise Fru

Weise Menschen kennnen viele Geheimnisse von denen die anderen nichts ahnen.

In diesem Heft verrät De Wise Fru uns eines davon: Jeder Mensch besitzt einen wahren Willen. Dieser wahre Wille ist machtvoll.

Wo diese Macht bei Dir verborgen ist und wie Du sie für Dich aktivieren kannst, verrät De Wise Fru in dieser Weisheitsblume.

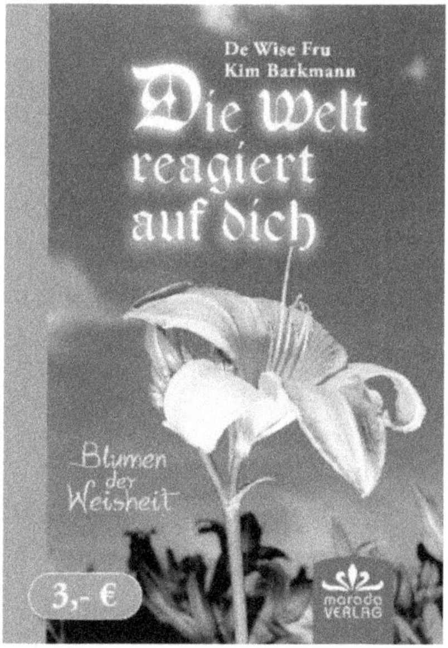

Die Welt reagiert auf dich

Von De Wise Fru, Kim Barkmann

De Wise Fru beschreibt in dieser Blume der Weisheit wie sehr unser Handeln, Fühlen und Denken sich auswirkt auf das Verhalten unserer Mitmenschen.

Das ist, wie De Wise Fru gerne sagt, eine frohe Botschaft, denn es bedeutet, Du hast es in der Hand positiven Einfluss zu nehmen auf all das was die Welt Dir entgegen bringt.

Dies ist ein Baustein um Dein Leben frei zu bestimmen

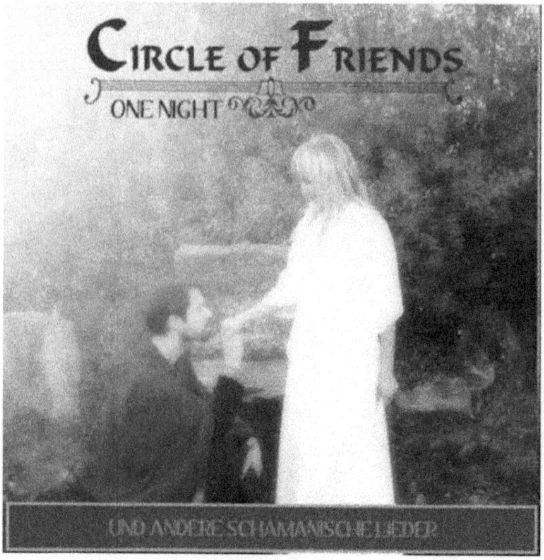

ONE NIGHT

Von Circle of Friends

CD: Romantische Lieder für die Jahreskreisfeste und andere schamanische Gelegenheiten.

2013 by Manfred Sorkalla
Texte: De Wise Fru
Musik und Gitarre: Manfred Sorkalla
Interpreten:
Heidi Weih, Jessica Lehmann, Niels Meyer, Kim Barkmann, Katrin Schrembs
Coverdesign: Heike Ellen Pieper

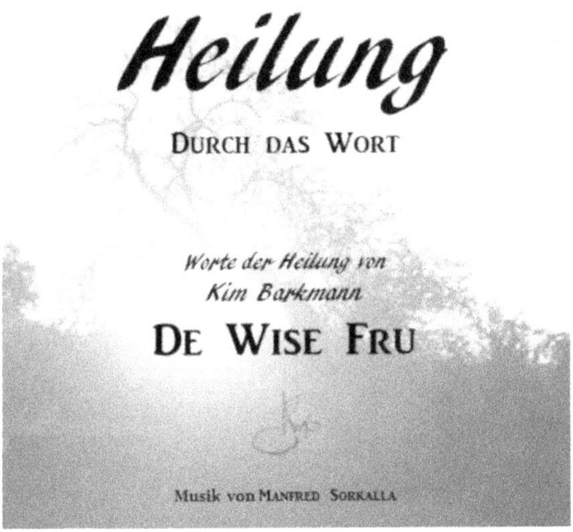

HEILUNG durch das Wort

CD von Kim Barkmann und Manfred Sorkalla

Begleitet vom sanften und einfühlsamen Gitarrenspiel Manfred Sorkallas spricht De Wise Fru, Kim Barkmann, Worte der Heilung direkt in deine Seele. Heilung durch die Macht des Wortes gehört zu den uralten Traditionen, der weisen Frauen Germaniens, in deren Nachfolge Kim Barkmann steht. Sie hat dieses ererbte Talent im Laufe der Jahre zu einer fast unerklärlichen Meisterschaft gebracht.

2012 by Kim Barkmann und Manfred Sorkalla
Texte: De Wise Fru
Musik und Gitarre: Manfred Sorkalla
Coverdesign: Jana Petersen

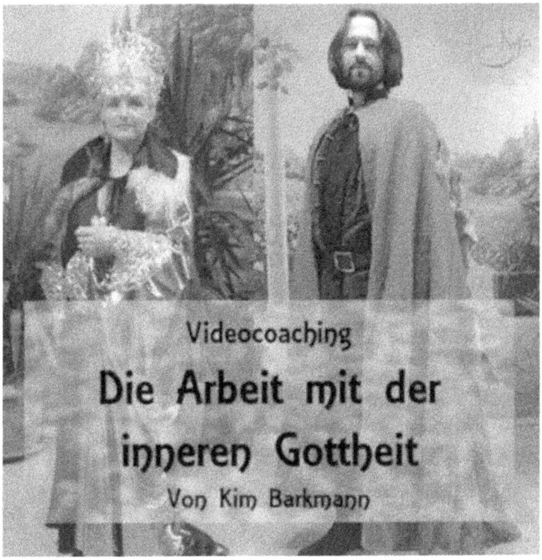

Die Arbeit mit der inneren Gottheit

Videocoaching

Von De Wise Fru, Kim Barkmann

Weitere:

Video-Coachings und Geführte Meditationen

Und vieles weitere ist über uns erhältlich.

Bestellung unter:
Tel: 039 035 – 60 4 60
E-Mail: dwf@wisewoman.de

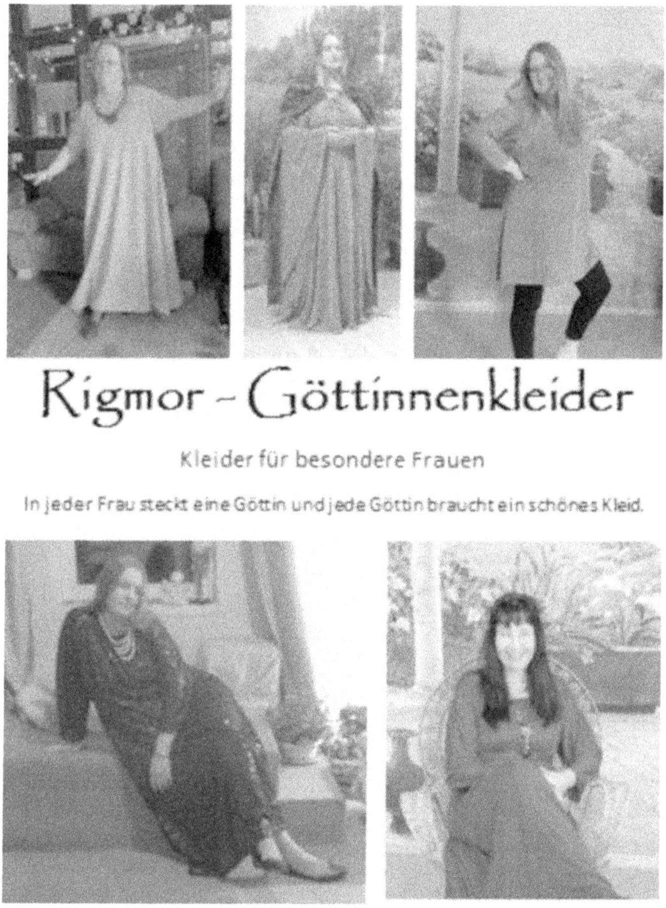
Rigmor - Göttinnenkleider
Kleider für besondere Frauen
In jeder Frau steckt eine Göttin und jede Göttin braucht ein schönes Kleid.

Institut für Weisheit und Persönlichkeitswachstum

Kim Barkmann
In Altensalzwedel 58
38486 Apenburg-Winterfeld
Flecken Altensalzwedel
Tel: 039 035 – 60 4 60
E-Mail: dwf@wisewoman.de

Jana Petersen
Lelka-Birnbaum-Weg 14
22457 Hamburg
Tel: 040 609 220 51
E-Mail: Jana@rfeHamburg.de

www.iwpAltmark.de

Und wer ist Jana Petersen?

(Nachtrag von Kim Barkmann)

Jana Petersen, eben sitzt sie neben mir und gestaltet auf ihrem kleinen Lap Top das Cover für die CD „Heilung". Wer ist sie? Sie ist kreative Schöpferin von Göttinnenkleidern, CD- und Buch Covers, Ideen Geberin für Kinderbücher, Texte, Inhalte, Video Clips, Mitstreiterin, Ersatztochter, beste Freundin, Diplomatin in Krisensituationen, Schnell-Lernerin, Unterstützerin, Seminarleiterin, Helferin in allen digitalen, analogen und sonstigen technischen Angelegenheiten. Sie zeigt mir, wie ich meinen Backautomaten einstellen muss, wie man mit einem call to action button auf einer squeeze page die customer zur opt in Seite locken kann oder wie ich auf meinem Smart Phone zur Kamera Schnelltaste finde. Sie ist die Liebesgöttin, die mit ihren Blicken alles zum Schmelzen bringt von Odin bis zum Küchenjungen. Weise und liebevolle Mutter von zwei großartigen Söhnen, Vorreiterin weiblicher Göttlichkeit, verständnisvolle Schamanenlehrerin und Adjutantin. Sie ist die Assistentin, die auch meinen Humor versteht und mir selbst beim Herumblödeln noch das Wasser reichen kann, die Schneiderin, die mir Kleider näht, in denen ich 10 Kilo schlanker aussehe, die Freundin, mit der das Reden nie langweilig wird, die auch nach anstrengenden Seminaren noch mit mir einen Film guckt, die die ganze Palette mit mir teilen kann von klug bis bescheuert, von lustig bis zum Weinen traurig, von weise bis albern, von hochintuitiv bis Brett vorm Kopf. Immer bereit, immer voller Hingabe an unsere gemeinsame Arbeit immer voller Verständnis für ihren Partner, der zurückstecken muss. Eine moderne und zugleich antike Frau, die an der großen Aufgabe, Kinder, Karriere, Selbstverwirklichung und Freundschaft unter einen Hut zu bringen erfolgreich scheitert und sich das selbst nicht übel nimmt.

CPSIA information can be obtained
at www.ICGtesting.com
Printed in the USA
BVHW071531110919
558157BV00009B/1143/P

9 783739 238180